# Estudos Cabo Verdianos

# Textos de Neurociências

Luis Alberto Coelho Rebelo Maia

Universidade do Mindelo, São Vicente, Cabo Verde

Universidade da Beira Interior, Portugal

# Índice

Prólogo ------------------------------------------------------------------------------- 5

I Neurociências – O seu desenvolvimento ----------------------------------------- 8

II Neurociências, Psicofisiologia e Atividade Humana -------------------------- 67

III. Organização funcional do cérebro humano. Modelo de A. R. Luria - 79

IV. A Neuropsicologia e o comportamento desviante ------------------------ 121

V. As Neurociências e o Suicídio -------------------------------------------------- 156

VI. As Neurociências e a Psicologia Aplicada --------------------------------- 173

# Prólogo

Consideramos que esta obra era há muito tempo necessária no panomarama do seu país de Publicação (Cabo Verde), dada a ausência de publicações Caboverdianas nesse âmbito, bem como no panoramo académico e científico português (dada a nacionalidade e naturalidade do autor).

Sendo uma obra escrita em português, língua oficial, quer em Cabo Verde, quer em Portugal, permite a quem se interessar pelo campo das neurociências uma primeira aproximação aos fundamentos daquilo a que hoje se chama as neurociências.

Desde os primeiros estudos fisiológicos e neuroanatómicos até a grandes autores (e.g. Alexander Luria) que permitiram uma verdadeira revolução no que é o conhecimento de relacionamento entre mente e cérebro, muitos temas serão abordados.

Com esta obra, o leitor poderá desfrutar não apenas de uma grande sistematização científica do desenvolvimento da compreensão entre a relação do cérebro e comportamento, como também terá acesso a textos que abordarão a Neuropsicologia aplicada, a Neuropsicologia do Comportamento Desviante, as Neurociências Cognitivas e o Suicídio, as Neurociências e a Psicologia aplicada na vida da díade psicoterapeuta / paciente.

É essencialmente um livro de estudo que pretende servir de base para disciplinas como Fisiologia, Psicofisiologia, Biologia e Genética, Neurociências, Neuropsicologia, etc.

Todos os interessados na compreensão da relação entre o cérebro e a mente, encontrarão nesta obra vastos temas obrigatórios à sua iniciação e solidificação de conhecimentos.

Votos de boa leitura!

## I Neurociências – O seu desenvolvimento

A palavra Neurociências hoje já não carece de referenciação pois que entrou no campo académico e científico como um registo comum. Remete para o conjunto de disciplinas que permitam compreender, COMO UM TODO, o funcionamento da espécie humana, a partir dos mecanismos de regulação cerebral e da sua relação com as acções, as emoções e comportamentos. Assim, disciplinas como a neurologia, psiquiatria, psicologia, fisiologia, neuroquímica, neuroanatomia, entre tantas outras constituem este grande mundo que se abriu ao mundo, particularmente nas passagens do Séc. XX para XXI.

Convém contudo percorrer alguns dos principais caminhos percorridos até que se chegasse a 2015.

A 17 de Julho de 1990, o presidente Norte-Americano, George Bush apresentou a *"Proclamação Presidencial 6158"*, onde se proclamava a década seguinte como a *"Década do Cérebro"*. Tal declaração era uma súmula da lei pública 101-58 do 101º Congresso dos Estados Unidos da América (Congressional Record, 1989, 1992), aprovada pelo Senado a 13 de Julho de 1989. Esta declaração representou em grande parte a clara relevância que o interesse pelo estudo cerebral, desde variados pontos de vista, teve no crescimento científico-político de toda uma época, tal como evidenciado por diversos investigadores (Norko & Baranoski, 2005; Sagvolden, 2005; Breithaupt & Weigmann, 2004; Geake, 2004; Rose, 2004; Gernsbacher & Kaschak, 2003; Borisyuk, Borisyuk, Kazanovich & Ivanitsk, 2002; Blanchard, Blanchard, Fellous, Guimarães, Irwin, LeDoux et al. 2001; Marshall, 2000; Tandon, 2000; Erol Basar'J, Basar-Eroglu, Karakas, y Schurmann', 1999; Martyn, 1998).

Não obstante o referido, o estudo da relação entre o cérebro e o comportamento humano aparece como uma preocupação da ciência desde tempos ancestrais, remontando por exemplo às antigas descrições dos egípcios, relacionadas especificamente com as funções cerebrais, como a linguagem e a memória (Boller, 1999).

De acordo com Finger (1994), as origens das neurociências remontam à antiguidade, verificando-se contudo um crescimento abrupto no decurso do Séc. XIX. Cowan, Harter & Kandel (2000) referem mesmo que:

*"One of the most remarkable developments in Biology in the last two decades has been the unprecedented growth of the traditional fields of Neurophysiology, Neuroanatomy, Neurochemistry, and Physiological Psychology, and concurrently, the gradual emergence of the new interdisciplinary approach to the study of the nervous system which has come to be known as Neuroscience".* (p. 343-344)

Sendo um desafio demasiado pretensioso lograr a busca completa e exaustiva das fontes mais imprescindíveis para ilustrar os objectivos desta referência, bem como eleger a ordem cronológica ou dimensional que se deve atribuir a este texto, optar-se-á por seguir-se a opinião de Herrnstein & Boring (1965): apresentar uma visão moderna e multidimensional da Psicologia (a este respeito afiguram-se como interessantes os trabalhos: *Breve Storia della Diagnosi del Danno Cerebrale* de Guazzini, 2004; *Desenvolvimiento Histórico y Fundamentos Metodológicos da Neuropsicología Cognitiva* de Kristensen, Almeida y Gomes, 2001; *Discoveries in the Human Brain – Neuroscience Prehistory, Brain Stucture, and Function* de Marshal & Magoun, 1999; *Introducción histórica al modelo neuropsicológico* de Barcia-Salorio, 2004; *The motor system in neuroscience: a history and analysis of conceptual developments* de Bennett y Hacker, 2002).

Rose (2004) refere mesmo que a seguir à "Década do Cérebro", os seguintes dez anos deveriam ser considerados a "Década da Mente", fazendo alusão ao desafio que, na sua opinião, se coloca às modernas neurociências como uma fronteira de conhecimento a ultrapassar: a partir dos novos conhecimentos e aplicações tecnológicas, compreensão do projecto do Genoma Humano e outros, compreender como é que biliões de células, em triliões de interacções, permitem a emergência da mente.

Da vasta pesquisa realizada para esta obra não se encontrou um consenso quanto à primeira vez que o termo **Neuropsicologia** foi utilizado. Diez (1999) refere que:

> *'Fue Teuber en 1948 quien acuñó el término "neuropsicología", en el título de una presentación que realizó en la Convención de la American Psychological Association. En su presentación Teuber instaba a que los métodos de evaluación neuropsicológica fueran empleados en la práctica clínica para evaluar a los pacientes con daño cerebral y señalaba la necesidad de desarrollar instrumentos específicos de evaluación neuropsicológica'* (p.15).

Não obstante, a maioria dos textos onde se faz referência a este tema, como David & Halligan (2000), refere que este termo foi utilizado pela primeira vez em 1913 (sem nenhuma referência adicional) sendo definitiva e inquestionavelmente conhecida, depois da publicação de Donald Hebb, em 1949 (*The Organization of Behavior*; Cf. Routtenberg, 1999). De acordo com os autores, o início da publicação do periódico científico *Neuropsychologya* em 1963 foi outro marco de afirmação deste termo. A mesma referência inicial do termo Neuropsicologia à obra de Hebb é feita por Chute (2002). Por sua vez Kristensen, Almeida & Gomes (2001) reforçam que a primeira utilização do termo foi feita em 1913, numa conferência proferida por William Osler nos Estados Unidos da América (também referido por Barcia-Salorio, 2004), e apenas posteriormente como sub-título da referida obra de Hebb: *The Organization of Behaviour: A Neuropsychological Theory* (1949).

Todavia, Donoso (1992) refere que a primeira referência histórica à relação cérebro-função é descrita no Papiro Cirúrgico de Edwin Smith, escrito cerca de 16 a 17 séculos antes do início da Era Cristã, sendo indicado de forma global, como a primeira referência escrita conhecida de uma lesão cerebral (Guazzini, 2004), extensível também à espinal medula (Naderi, Türe & Pait, 2004)[1]. Donoso (1992) transcreve uma parte do papiro em castelhano:

> '*Si examinas un hombre que tiene una herida en la sien y le perfora el hueso... si tocas la herida y el hombre se estremece excesivamente; si lo interrogas sobre su enfermedad y no te habla y copiosas lágrimas caen de sus ojos... esta es una afección que no debes tratar*" (p. 19). (...) "*desde la Antigüedad y hasta los comienzos del Renacimiento los médicos y cirujanos deben haber observado muchos casos de pacientes con lesiones cerebrales focales y pérdida parcial o total del lenguaje o otros trastornos de la conducta. Sin embargo, no estaban preparados para reconocer las relaciones que actualmente*

---

[1] Consultar Naderi, Türe y Pait (2004), *History of spinal cord localization*, para uma extensa revisão acerca dos pioneiros na investigação ao nível da espinal medula.

*aceptamos, y en el mundo científico dominaron sin contrapeso las ideas de Aristóteles (384-322 AC), que establecían el corazón como sustrato del alma'* (p.19).

De acordo com Breasted (1930; In Kandel & Schawtz, 1981) durante todo a era do Antigo Egípcio, quanto à referência à palavra cérebro apenas são conhecidas cerca de 8 vezes em linguagem por hieróglifos, 6 dessas vezes no próprio Papiro de Edwin Smith (Séc XVII antes da Era Cristã).

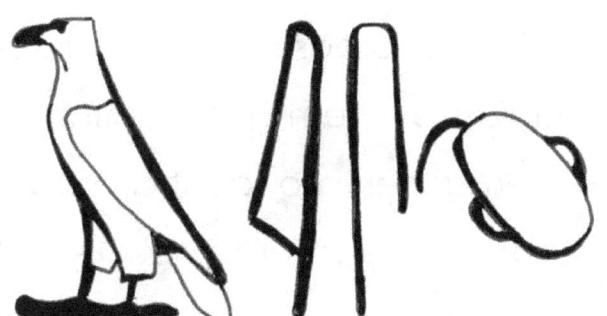

Representação hierográfica da Palavra Cérebro contida no Papiro de Edwin Simth

Imagem desenhada por L. Maia a partir da reprodução do original em Kandel & Schwartz, (1981, p. iii).

Vários séculos passaram, bem como várias foram as contribuições de vários autores para o desenvolvimento das Neurociências.

Após o período conhecido como pré-científico no estudo das neurociências (Donoso, 1992), onde se realçam as dificuldades e limitações inerentes ao estudo científico de uma relação tão complexa como a que é aqui abordada, o conhecimento cerebral sofreu um incremento incontestável. Autores como Galeno (131-200) e respectivas observações experimentais em animais (dissecação de encéfalos), e posteriormente Vesallius (1514-1564), com as suas cuidadas dissecações, bem como meticulosas representações gráficas, demostrando que os esquemas anatómicos de Galeno correspondiam a dissecações de animais, e apesar da sua clara relevância, apresentava-se como urgente centrar esses esforços na descrição da anatomofisiologia humana.

Pevsner (2002) sustenta que a obra do famoso *da Vinci* (1452 –1519) se viu estendida a variadas áreas das ciências, como a tecnologia, as neurociências, arte em geral, entre outras. As suas descrições do sistema nervoso central foram de crucial relevância para o conhecimento de estruturas anatómicas, vasos sanguíneos somáticos e cerebrais e dos ventrículos (Oktar, 2004). Green (2003) recorda que nos tempos antigos se acreditava que as faculdades mentais como a cognição, a memória, as sensações, *etc.*, estavam localizadas (residiam) numa parte específica do cérebro.

Na figura seguinte apresenta-se a forma como variados autores conceptualizavam a distribuição ventricular no parênquima cerebral, por altura de início e meados do segundo milénio depois da Era Cristã. Pode-se verificar que as faculdades das *sensações*, *cognições* e *memória* eram postuladas como "*residindo*", respectivamente no primeiro, segundo e terceiro ventrículo (actualmente, ventrículos laterais, terceiro e quarto ventrículo).

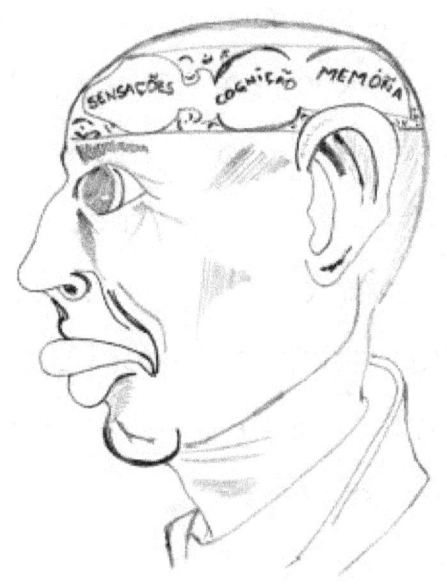

Figura desenhada pelo autor e adaptada da Imagem original de Hyeronimous Brunschwing (1947; In Finger, 2001, p. 20).

Com o passar do tempo, a teoria ventricular foi sendo alvo de adaptações. Da Vinci, por exemplo, a partir de um conjunto de estudos entre 1504 e 1507 procurou estudar as verdadeiras particularidades das estruturas ventriculares a partir de estudo com cérebros de bovinos onde era injectada cera derretida no sistema Ventricular (Finger, 2001). Depois de endurecida, a cera fornecia um molde para que, sendo dissecada e eliminada a parênquima cerebral, apresentava-se um molde das cavidades ventriculares. Finger (2001) refere que os seus estudos levaram-no a constatar que, a haver relação entre o sistema ventricular dos espécimes estudados e o sistema humano, deveria então haver uma diferença clara na forma como os investigadores da sua época representavam o sistema ventricular e a forma como efectivamente este deveria estar estruturado. De acordo com o mesmo autor, embora Da Vinci não tenha postulado por aquela haltura uma teoria substancialmente diferente (quiçá) pela dificuldade de alteração não só do conhecimento estipulado, não só quanto à morfologia mas também quanto ao facto de se considerar os ventrículos como os recipientes de fluidos ou *espíritus* motrizes do ser humano, as suas descrições contribuíram claramente para uma mudança considerável na teoria ventricular nos tempos subsequentes. Talvez a representação mais conhecida da teoria ventricular seja a de Gregor Reisch's (1525 - *Margarita Philosophica*) reproduzido em Green (2003, p. 132).

Como refere Green (2003), a teoria ventricular foi bastante defendida pelos seguidores de autores como Galeno e outros, todavia Galeno, *de per se*, passou a defender a localização dessas funções na substância cerebral e não nos ventrículos. Grosso modo, a teoria ventricular passou a ser considerada como obsoleta e incapaz de permitir a compreensão da integração anátomo-funcional ventricular humana.

Albuquerque, Deshauer & Grof (2003) chamam a atenção acerca do papel de René Descartes (1596–1650), e particularmente do seu método de abordagem ao estudo das emoções e da natureza dualista do Homem, bem como das suas experiências, imortalizadas pela expressão "*cogito ergo sum*". Por sua vez, Cotterill, (2001) refere que "*René Descartes não foi a primeira pessoa a sugerir uma explicação de como as estruturas do cérebro estão relacionadas com a produção dos fenômenos da consciência, mas ele é seguramente o mais notório*" (p. 218).

Em 1710, Petit, um cirurgião Francês descrevia o que hoje se conhece como as pirâmides do tronco cerebral (decussação das pirâmides) descrevendo, de acordo com Estéves-González, García-Sánchez & Junqué (1996), a primeira relação anátomo-fisiológica dos hemisférios cerebrais e da contra lateralidade motora (*Cf.* Duque-Parra, 2004, p. 988; Wade, 2003).

Posteriormente Franz J. Gall (1758-1828) foi o primeiro que de forma consistente postulou uma relação directa entre determinadas zonas anátomo-cerebrais e determinadas faculdades mentais (Hubbard, 2003; Hutsler & Galuske, 2003; Castro Caldas, 2002; Castro Caldas & Grafman, 2000; Donoso, 1992). O seu método por palpação das alterações morfológicas na superfície craniana, bem como a tentativa de relacionar essas irregularidades com um conjunto de características do sujeito examinado, alcançaram alguma popularidade, vindo a cair contudo rapidamente em descrédito (Donoso, 1992). Apesar do referido, Seguí (2003) e Spurzheim (1984) sustentam que os seus trabalhos contribuíram de forma fulcral para o que seria o campo da futura neuropsicologia.

Por sua vez, Piccolino (1998) recorda-nos a obra de *Luigi Galvani*, num artigo escrito por ocasião do bicentenário da sua morte. Os estudos iniciais acerca da actividade eléctrica em nervos de rãs, permitiram a assumpção de que os tecidos animais estão dotados de uma actividade eléctrica intrínseca, envolvida em processos fisiológicos fundamentais, como a contracção muscular e a capacidade de condução eléctrica das vias nervosas. Apesar da controvérsia levantada por Alessandro Volta (a quem é usual atribuir-se a invenção da bateria eléctrica em 1800) relativamente aos trabalhos de Galvani, este autor terá contribuído, de acordo com Piccolino (2002, 2000, 1998), para a erradicação de termos como *"fluidos"* e *"entidades espirituais"* no âmbito das Neurociências, permitindo o surgimento de uma nova disciplina: a Eletrofisiologia.

Parent (2004) recorda a relevância do próprio sobrinho de Galvani, Giovanni Aldine (1782-1834), primeiro como colaborador de Galvani e posteriormente com o reconhecimento do seu próprio trabalho. Wallace (2003), refere que, sendo capaz de "*capturar*" a electricidade de um relâmpago direccionado a uma via condutora até ao membro seccionado de uma rã (produzindo a respectiva reacção muscular), Galvani mereceria o cognome de Fundador das Neurociências.

Piccolino & Bresadola (2002) recordam a relevância de outro autor, John Walsh, no campo da Fisiologia, que não terão tido o reconhecimento da comunidade científica devido essencialmente ao facto de não haver publicado os resultados da sua experiência mais relevante. Os seus estudos com peixes, entre 1772 e 1775, demostraram de forma clara a presença de fenómenos eléctricos na fisiologia animal.

Mazzarello (2002) realça os trabalhos de Purkinje (Jan Evangelista Purkinje, 1787-1869) no que concerne aos aspectos mais conhecidos sobre as "*Células de Purkinje*" no cerebelo, fibras cardíacas, e os mecanismos associados à visão: ramificação dos vasos sanguíneos retinais (que o cientista Checo conseguiu visualizar com procedimentos simples, chamados *alterações de Purkinje* (o aumento na visibilidade das luzes azuis comparadas às luzes vermelhas que ocorrem com baixa iluminação ambiental) e as *imagens de Purkinje* (imagens reflectidas a partir da superfície óptica do olho).

Posteriormente, de uma perspectiva mais clínica na Europa, Charcot & Marsden são recordados pela sua contribuição pioneira para a comprensão dos trastornos do movimento, bem como o seu respectivo tratamento (e.g. Teive, 1998; Teive, Zavala, Iwamoto, Sá, Carraro Júnior & Werneck, 2002, apontam Charcot como o primeiro neurologista a sugerir o tratamento da Patrologia de tipo Parkinson, em 1877, com hioscinamida – precursor de alcalóides de beladona, com efeitos anticolinérgicos). Georges Gilles *de la Tourette*, aluno de Charcot foi outro conceituado neurologista no campo das perturbações do movimento (Krämer & Daniels, 2004). O Alemão Hugo Liepmen (1863-1925) é outro autor relevante no campo dos transtornos do movimento, particularmente das Apraxias (Goldenberg, 2003).

Por sua vez, Weir Mitchell (*Injuries of Nerves*, 1872; James, 1887) é apresentado como o grande pioneiro na investigação clínica do fenómeno do membro fantasma. Os seus trabalhos foram de crucial relevância para o desenvolvimento daquilo a que hoje se conhece como as disciplinas de Psiquiatria e Neurologia (Baker, Kale & Menken, 2002; Martin, 2002).

Tal divisão (entre Neurologia e Psiquiatria) torna-se cada vez menos útil para a intervenção clínica, verificando-se actualmente uma grande aproximação dos clínicos e investigadores ao redor destas duas disciplinas, numa tentativa, de acordo com Cowan & Kandel (2001), de conjugá-las com as contribuições que vertem do extenso campo das neurociências modernas

Embora Paul Broca (1824-1880) seja muitas vezes descrito como o autor das primeiras descrições anátomo-clínicas

(Gusmão, Silveira & Filho, 2000), apresentando, junto à Sociedade de Antropologia de Paris (Broca, 1861a, b) o cérebro de um paciente que, em vida, havia apresentado incapacidade em se expressar com fala fluente (Correia, Gaspar, Pombo, Maia & Silva, 2004), com lesões na região também conhecida como área 44 de Brodman, mais precisamente na parte póstero-inferior do lobo frontal esquerdo, Colombo, Colombo & Gross (2002) relatam que, embora quase ignorado pela população científica, Bartolomeo Panizza publicou em italiano, no ano de 1855, note-se, antes dos trabalhos publicados por Broca em 1861, o artigo *Observations on the optic nerve* (1855). De acordo com Colombo *et al.* (2002) "*Bartolomeo Panizza (1785–1867) produziu a primeira evidência sistemática para a localização da função no córtex cerebral*" (p. 529)[2].

Carl Wernicke (1848-1905) apresentou posteriormente o caso de um paciente com outro deficit de linguagem muito típico: embora fosse capaz de expressar-se pela fala, apresentava falta de compreensão da linguagem falada, correspondendo, anatomicamente, a uma lesão na primeira circunvolução temporal esquerda (Correia *et al.*, 2004).

As descrições destes autores foram cruciais para o que hoje se sabe acerca dos sistemas de linguagem, bem como para

---

[2] Também Marc Dax, em 1836, e posteriormente Gustave Dax estavam já convencidos da relação entre o lobo ezquerdo e o seu papel de especialização na linguagem (Finger, Buckner & Buckinghamd, 2003; Finger & Roe, 1999).

começar a aceitar um substrato neurofisiológico identificável para uma função tipicamente humana.

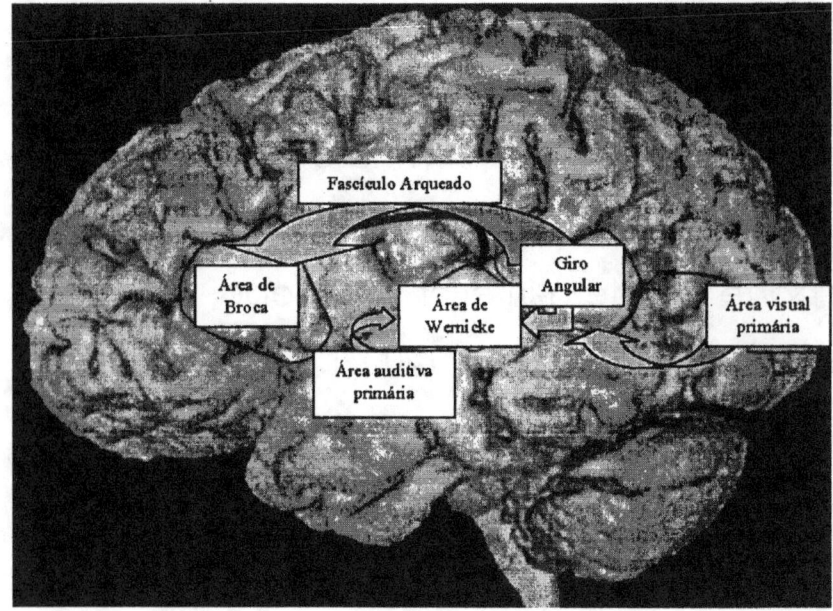

Esquema representando o funcionamento cerebral implicado nos mecanismos de linguagem e de leitura.

Note-se a preservação das descrições iniciais de Broca e Wernicke

Reproduzido de Correia *et al.*, 2004 (com autorização).

Os trabalhos de Broca foram ainda de crucial relevância para o desenvolvimento das técnicas de identificação cerebral pré-cirúrgica, permitindo o desenvolvimento posterior da neurocirurgia, por clínicos como Victor Horsley (nas palavras de Gusmão *et al.*, 2000, permitindo evoluir o conceito de localizacionismo puro de Gall, para uma teoria de "*Frenologia das Circunvoluções*" – p.1149) e Harvey Cushing (Gusmão, 2002), sendo este último apresentado como o primeiro utilizador da Cirurgia Estereotáxica em macacos, posteriormente sugerida por Aubrey Mussen – 1873-1975 - para utilização em humanos (Alonso-Vanegas & Austria-Velázquez, 2003). Todavia, a perspectiva de Gall, de acordo com Jeannerod (2005), permitiu a sustentação do que Georges Lantéri-Laura, na sua obra de 1970, *Histoire de la phrénologie,* chamou de Organologia, e que hoje em dia são ainda relevantes para a compreensão dos módulos cognitivos modernos.

Curiosamente, como recorda Walsh (1976) o termo Frenologia não foi primordialmente utilizado por F.J Gall (1758-1828) para caracterizar o seu sistema de classificação. Antes sim, Gall utilizava termos como *craniognomia* ou *organologia* (como já referido). O autor refere mesmo que o termo Frenologia foi sobejamente utilizado por um de seus alunos, Johann Christoph Spurzheim (1776-1832).

No que respeita a experimentação animal, Ferrier em 1879, descreve o comportamento de macacos com ablação dos lóbulos pré-frontais, sendo verificável alterações nas suas condutas como "*pouco interesse dirigido ao meio ambiente envolvente, aparente alheamento de acontecimentos aos quais previamente reagia; Demostrando um atitude global de apatia e desinteresse relativamente ao mundo à sua volta*'" (in Seguí, 2003; p. 3).

De volta aos humanos, Harvey Cushing foi ainda um dos grandes investigadores de aspectos clínicos tão relevantes como o aumento da pressão intracaneana, controlo de infecções e hemorragias (Voorhees, Cohen-Gadol & Spencer, 2005). Por seu turno, Fedor Krause (em 1905) é descrito como o primeiro cirurgião a realizar uma abordagem transcraneana frontal da Sela Turca (abordagem transesfenoidal), a um tumor hipofisário (Kanter, Dumont, Asthagiri, Oskouian, Jane & Laws Jr., 2005). Desde uma perspectiva mais filosófica, William James contribuiu de forma indiscutível para a compreensão dos processos da consciência humana (1892a, b; 1904a, b) bem como da própria natureza da Psicologia como ciência (1892b; 1907). Já no Séc. XX William James teve também um grande papel no estudo teórico-conceptual da memória humana, a par de Hermann Hebinghaus com uma perspectiva mais empírica e de medição da memória (Parkin & Hunkin, 2001).

Broadbent, Brown, Conrad, Baddeley, Hitch, Zangwill e outros, são alguns autores britânicos com grande relevância no campo do estudo da memória (Parkin y Hunkin, 2001). Actualmente, esta visão da memória enquanto uma "entidade", função ou sistema coloca-nos um forte desafio quanto à sua compreensão. Fuster (1997), por exemplo, refere na introdução de uma relevante revisão acerca dos sistemas de memória:

*"A forma como conceptualizamos a organização cortical da memória dos primatas está a submeter-se a uma mudança Copérnica, de uma neuropsicologia que localiza memórias diferentes em áreas diferentes a uma neuropsicologia que vê a memória como uma propriedade distribuída de e por vários sistemas corticais. Estamos a alterar o nosso foco de atenção de*

*'sistemas de memória' para 'memória de sistemas'. Os mesmos sistemas corticais que nos permitem perceber e movimentar sobre o mundo servem-nos também para recordá-lo. As nossas memórias são redes corticais de neurónios interconectados, formadas por associação, que contêm as nossas experiências na sua estrutura de conexão. As redes percetuais e motoras da memória são organizadas hierarquicamente nas regiões pós-rolândicas e no neocortex pré-rolândico, respectivamente. A recordação, a evocação e a memória de trabalho consistem essencialmente na sua reactivação, também por associação"*[3].

*Trends in Neuroscience* (1997), 20, p. 451.

Curiosamente é a Friedrich Hayek (Hayek, 1952), economista Austríaco laureado com o Prémio Nobel da Economia em 1976, que se atribui a primeira conceptualização formal da memória enquanto subjacente ao controlo de diversas áreas corticais e células interconectadas.

---

[3] *"Our thinking on the cortical organization of primate memory is undergoing a copernican change, from a neuropsychology that localizes different memories in different areas to one that views memory as a distributed property of cortical systems. We are shifting our focus from 'systems of memory' to the memory of systems. The same cortical systems that serve us to perceive and move in the world serve us to remember it. Our memories are networks of interconnected cortical neurons, formed by association, that contain our experiences in their connectional structure. Perceptual and motor memory networks are hierarchically organized in post-rolandic and pre-rolandic neocortex, respectively. Recall, recognition and working memory consist largely in their reactivation, also by association." Trends in Neuroscience* (1997), 20, p. 451.

Estas conceptualizações haviam já recebido forte sustentação neurobiológica com os trabalhos de Camilo Golgi, patologista italiano (1843-1926), e Santiago Ramón y Cajal (1852-1934) que contribuíram de forma marcante para o desenvolvimento das Neurociências modernas, com os seus trabalhos com as redes neuronais (Martin, 2002; Andres-Barquin, 2001; Celio, Spreafico, Biasi & Vitellaro-Zuccarello, 1998) e impregnação dos neurónios com sais de prata, que permitiu uma alteração das teorias reticularistas (das quais Camilo Golgi era defensor) para uma visão neuronal individual das células nervosas humanas (Cajal, 1952; Dröscher, 1998, 1999). De acordo com Martin (2002), embora o termo "*sinapse*" tenha sido utilizado pela primeira vez por Charles Sherington, em 1897, cabe a Cajal a ideia que os neurónios apresentavam uma individualidade particular: que se intercomunicavam em processos particulares (as sinapses de "Sherington"). A atribuição conjunta do Prémio Nobel da Medicina e Fisiologia em 1906 a estes dois investigadores (Cajal e Golgi) foi o corolário do reconhecimento da comunidade científica pela relevância dos seus contributos.

Cajal continua a ser referido como um dos pais das Neurociências modernas (Sotelo, 2003; DeFelipe, 2002; McKhann, 2003; Marcial, 2002; Stahnisch & Nitsch, 2002; Serrat, 1994), sendo os seus trabalhos também extensivos às células gliais (Bentivoglio & Mazzarello, 1999) e à compreensão dos sistemas funcionais cerebrais (Llinás, 2003).

Sánchez (2002) refere que o trabalho de Cajal foi-se desenvolvendo ao longo do seu percurso científico e por fim, terá mesmo apresentado as noções de *regeneração* ao nível do sistema nervoso periférico e, de forma mais surpreendente para a época, a *regeneração* ao nível do sistema nervoso central. Daqui, terá sido desenvolvido o conceito de *neuro plasticidade* ou, como apadrinha Sánchez (2002) "o Cérebro Plástico".

Todavia, este conceito estava ainda bastante longe daquilo que Linazasoro (2003) chama de Neurogénese, ou o fim do *Dogma Cajaliano*. Ou seja, segundo o autor, vir-se-ia a falar não apenas na capacidade de regeneração dendrítica e celular, mas na queda da crença pós mitótica das células nervosas, como veremos mais adiante.

Thomas Willis é recordado por alguns autores como um dos fundadores da Neurologia clínica, devido aos seus trabalhos pioneiros no estudo do cérebro e funções corticais (Hutsler & Galuske, 2003), nervos cranianos, medula espinal e sistema nervoso autónomo, bem como a descrição do polígono de Willis (Hughes, 2000; In Williams, Alton & Sunderland, 2003, p. 183).

Por sua vez o francês Prosper Menière (1799-1862) foi de crucial relevância para a compreensão de síndromes clínicos vertiginosos (*vertigo*), dos quais sobressaem o famoso Síndrome de Meniert (Duque-Parra, 2003).

Vilensky & Gilman (2003) referem que desde fins do Séc. XIX até à metade do Séc. XX os neurocirurgiões levavam a cabo exéreses do córtex motor para o controlo do que se consideravam ser anormalidades comportamentais. Embora existam referências que a trepanação tivesse sido já relatada desde o período Neolítico e Mesolítico, cerca de 8.000 anos antes da Era Cristã (Carod-Artal & Vázquez-Cabrera, 2003), até à idade média, e outros períodos como o protagonizado pela chamada Escola de Salerno, no período de 1000 a 1250, mais conhecida como a versão de Raimon de Avignon em 1209, sendo o nome mais conhecido o de Roger Frugand (Gómez, 2001), foram os procedimentos cirúrgicos de Victor Horsley (Inglês, 1857-1917), Otfrid Foerster (Alemão, 1873-1941) e Paul Bucy (Norte-Americano, 1904-1992) que permitiram o reconhecimento deste procedimento como um método clínico especializado.

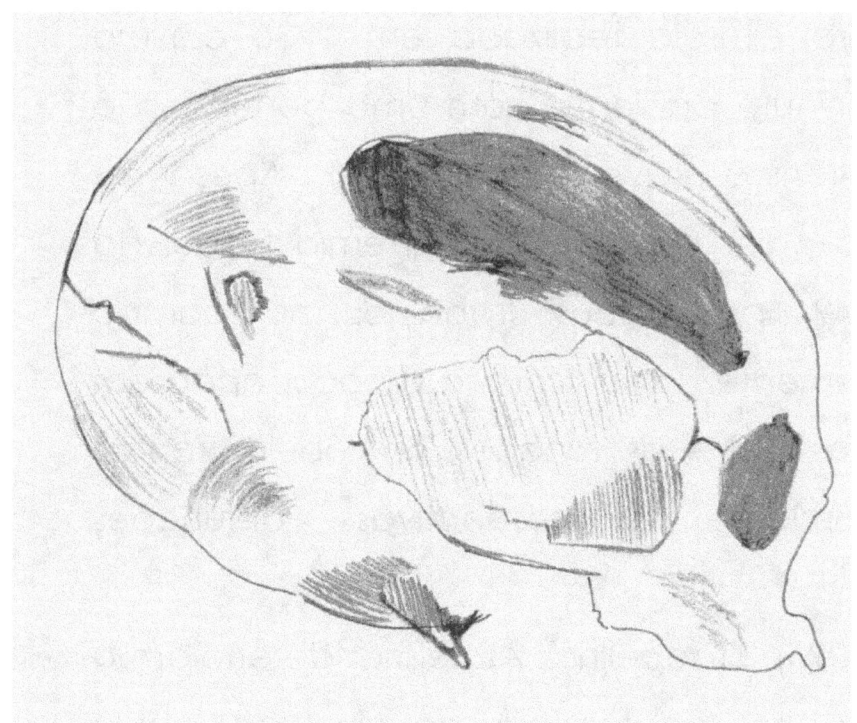

Crânio de indivíduo da antiga civilização Inca que terá sobrevivido a um procedimento cirúrgico com extensa trepanação na calvária parieto-frontal direita.
Imagem adaptada pelo autor, a partir de Sanna & Regachary (1998, p.3)

Horsley foi também aclamado por seus trabalhos ao nível da psicocirurgia da epilepsia, mantendo-se como um ponto de referência nos métodos cirúrgicos empregues, bem como no âmbito dos resultados pós-operatórios (Kerr, Caputy & Horwitz, 2005; Meador, 1999). Não se deve esquecer neste tema a importância que actualmente a avaliação pré-cirúrgica da epilepsia alcançou nos meios clínicos (Rosenow & Luders, 2001). Neste campo, o texto de Gómez (2001), *La Neurocirugía un triunfo de la Humanidad*, oferece-nos uma boa revisão acerca do tema. Como exemplo, temos o papel de Willian Macewen que, de acordo com Preul (2005) realizou a primeira neurocirurgia bem-sucedida para exérese de uma neoplasia cerebral, em 1879, particularmente um meningioma.

Posteriormente, Egas Moniz protagonizou o que foi categorizado como a *Era da Psicocirurgia do Lobo Frontal*, com a sua primeira cirurgia realizada em 1936 com o objectivo de intervir num paciente com uma perturbação psiquiátrica esquizofrénica grave (Swayze, 1995). Apesar de Egaz Moniz ter sido galardoado com o Prémio Nobel da Medicina, em 1949, pelos seus trabalhos no campo indicado, já anteriormente havia alguma preocupação em estabelecer relações entre as funções do lóbulo frontal, alterações anatómicas e respectivas disfunções psiquiátricas.

Segundo Swayze (1995), Kraepelin e Alzheimer defendiam a existência de alterações anatómicas ao nível do lóbulo frontal em pacientes com esquizofrenia. Contudo, o conhecimento contemporâneo a estes autores não permitia a sustentação da psicocirurgia em qualquer outra patologia mental conhecida (Allois Alzheimer foi de crucial relevância para a compreensão das patologias demenciais, sendo o seu nome associado à demência com maior prevalência e incidência em todo mundo ocidental - Berchtold & Cotman, 1998).

O autor refere que o conhecimento que existia acerca do funcionamento frontal e das suas implicações na fenomenologia humana eram escassos ou rudimentais, pelo menos até ao inafortunado caso de Phineas Gage (de acordo com Larner & Leach, 2002, o caso de Phineas Gage foi mesmo um dos aspectos mais relevantes para o surgimento da futura neuropsicologia. O caso de Gage tem sido descrito de forma extensa no seguimento do crescimento da neuropsicologia, particularmente em alterações personalísticas na decorrência de um traumatismo ao nível do córtex pré-frontal – O'Driscoll & Leach, 1998). O médico que o acompanhou, Dr. Harlow (Fleischman, 2004), referiu mesmo que depois do acidente, Gage não era o mesmo Gage: havia mudado como se de outra pessoa se tratasse.

Este caso tornou-se no que nos parece o mais conhecido acidente acerca das consequências subsequentes a afecção comportamental e personalística em humanos, posterior a lesão cerebral devidamente documentado para posterior análise (Harlow, 1868). Recorda-se que Phineas Gage foi alvo do acidente de trabalho que mais terá contribuído para o desenvolvimento científico da época. O primeiro jornal a relatar o facto, o *Free Soil Union* (Ludlow, Vermont), de 14 de Setembro de 1848, dia a seguir ao acidente, e reproduzido no *Boston Post* (disponível em http://www.deakin.edu.au/hbs/GAGEPAGE/Pgstory.htm), apresenta o caso de Phineas Gage como um "Acidente Horrível", mas ao mesmo tempo de incontestável interesse clínico.

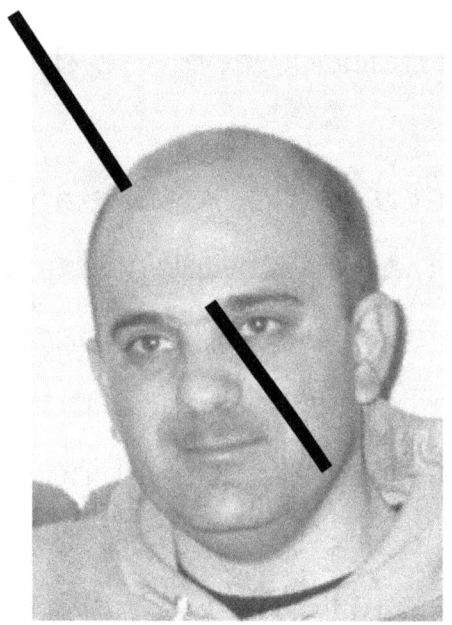

"*Horrible accident – As Phineas Gage, a foreman on the railroad in Cavendish, was yesterday ingaged in (...) for a blast, the powder exploded, narrying an iron instrument through his head an inch an a fourth in circunference, and three feet and eight inches in length, wich he was using at the time. The iron entered on the side of his face, shattering the upper jaw, and passing back of the left eye, and out at the top of the head.*

The most singular circumstance connected with this melancholy affair is, that he was alive at two o'clock this afternoon, and in full possession of his reason, and free from pain – *Ludlow, Vt., Union*)." Página official acerca de temas sobre Phienas Gage: ver nota de rodapé.

À esquerda: Estimação do trajecto que a barra de ferro seguiu no sentido infero-superior (entrada e saída).

Phineas Gage[4] era um trabalhador dos caminhos-de-ferro que preparava o solo onde iriam assentar os carris da linha férrea de Rutland e Burlington, Cavendish, Vermont. Em 13 de Setembro de 1848, uma das cargas explosivas que havia colocado numa cavidade no solo, explodiu sob ação de Phineas Gage (calcando-a com uma barra de ferro), tendo a barra de ferro trespassado a sua cabeça, de baixo para cima. A barra de ferro media cerca de 50 cm e pesava cerca de 13 ½ libras. O ponto cefálico de entrada do bastão

---

[4] a nota biográfica que serviu de base para esta referência foi retirada de fonte disponível em http://www.deakin.edu.au/hbs/GAGEPAGE/Pgstory.htm. Sugere-se ainda a consulta de Grafman, 1994; 191.

localizou-se cerca de alguns centímetros abaixo do olho esquerdo (face esquerda), trespassando completamente a sua cabeça, saído pela região calvária e indo imobilizar-se cerca de *25 a 30 jardas* atrás de si. Apesar do aparatoso acidente que lhe destruiu quase a totalidade da massa cefálica frontal esquerda, Gage nunca perdeu a consciência. Às mãos do Dr. Harlow (1868), a sua recuperação foi tão bem sucedida que Gage retornou a casa cerca de 10 semanas depois do fatídico acidente, tendo mesmo procurado retornar ao seu emprego alguns meses mais tarde (em meados de 1849), por sentir-se já com forças para o fazer

O que é relevante para a compreensão do papel da afeção dos lobos frontais em doentes traumatizados corticalmente é a análise comportamental e atitudinal de Gage, antes e depois do acidente. Antes do acidente Gage era descrito pelos seus empregadores como sendo um dos seus trabalhadores mais valiosos, capazes e eficazes, bem equilibrado mentalmente e que era visto como um astuto homem de negócios. Depois do acidente, as mudanças no seu repertório comportamental e atitudinal foram tão marcadas que os seus empregadores recusaram-se a reempregá-lo. Gage apresentava-se então como um trabalhador irregular e caprichoso, demonstrando pouca deferência e respeito pelos seus companheiros. Parecia demonstrar impaciência e obstinação, embora por vezes se apresentasse indeciso, sendo incapaz de focar a atenção num qualquer plano de ação. Os seus amigos descreveram-no como "Já não é o Gage". Várias foram as mudanças em Gage (incapacidade de manter uma atividade profissional fixa, incapacidade de planificação do futuro, comportamento irresponsável, *etc*.) até ao seu falecimento em 21 de Maio de 1860. Apesar de apresentada de forma muito resumida, a trágica história de Phineas Gage permite-nos refletir acerca das alterações marcadas na sua personalidade, e na forma como um acontecimento não escolhido (a explosão de uma carga explosiva e subsequente trespassamento cefálico por uma barra de ferro) pode marcar a experiência fenomenológica individual.

Alguém que tivesse privado com Gage antes do acidente, teria provavelmente alguma dificuldade em classificá-lo: "Um indivíduo errático, irresponsável, com desprezo pelos valores sociais e morais, e incapaz de realizar algo de útil e duradouro pela sociedade... Que já foi uma pessoa socialmente boa e trabalhadora... Antes de um fatídico acidente"; ou poderia ainda descrevê-lo, tal como já havia feito Dr. Harlow simplesmente como, "*Alguém que já não é o mesmo Gage que conheci!*". Todavia, alguém que apenas tivesse conhecido Phineas Gage após o acidente, e que não fosse alertado para o ocorrido possivelmente descreveria Gage como um indivíduo errático, irresponsável, com desprezo pelos valores sociais e morais, e incapaz de realizar algo de útil e duradouro pela sociedade.

Noutro campo de investigação Kalus, Müller & Strik (2002) referem que Kraepelin, Alzheimer, Nissl, Forel, Flechsig e Grünthal foram pioneiros no lançamento das investigações em Neurociências Básicas, e as suas aplicações à Psiquiatria. Com a publicação dos trabalhos de Moniz, a Psicocirurgia entrou numa era de aceitação e credibilidade, não considerados até àquele momento, uma vez que este método era já conhecido e havia sido apresentado por vários investigadores contemporâneos a Moniz, como Burckhardt (cirurgião suíço) – que publicou os resultados de seis pacientes psiquiátricos intervencionados em 1861; Puusepp (Russo), com resultados publicados em 1910; Ody (Genovês) – que realizou uma psicocirurgia numa menina com uma forma infantil precoce de esquizofrenia severa; bem como Charles Jacobsen & John Fulton (que perpetraram experiências com 2 chimpanzés com comportamentos agressivos depois de terem sido expostos a mecanismos de frustração, aos quais havia sido extraído o córtex pré-frontal, apresentando posteriormente comportamentos não-agressivos).

Há que fazer ainda referência ao facto do método da trepanação haver sido descrito em vários textos de povos Africanos que desde 4.000 a 5.000 anos atrás utilizavam este método como forma de expurgação de alterações comportamentais graves (quiçá com uma interpretação mais mística que científica), sendo posteriormente esse método melhorado entre as populações do Chile e Peru

(Horsley, 1888, In Meador, 1999, refere que as psicocirurgias no período neolítico devem ter sido utilizadas para procurar-se debelar o que se conhece hoje por *Epilepsia Jacksoniana*).

Meador (1999) por exemplo, recorda-nos que a primeira psicocirurgia conhecida, com intenção de debelar um processo de epilepsia, foi descrita por Divetus (1527-1586):

*"El hueso del cráneo de un joven de 12 años de edad fue fracturado y sofrió afundamiento (N.T. de la línea del calvarium) debido a una caída y, por negligencia, no fue reparada. El cerebro fue comprimido en el curso de su crecimiento, en la medida en que el hueso fracturado no consiguió acompañar el proceso de crecimiento cerebral. En consecuencia, el joven desenvolvió una epilepsia a la edad de 18 años, debido a compresión cerebral. Sin embargo, el joven se curó debido a la perforación del hueso, disminuyendo la comprensión cerebral".*

(p. 629).

Gross (1999) apresenta-nos um interessante ensaio relativo à Psicocirurgia representada na arte renascentista. Para este autor, as obras de Hieronymus Bosch (1450–1515) e outros artistas do Renascimento são de crucial relevância para o estudo das ciências neuro-clínicas, na medida em que estas obras abordam as conhecidas "operações de *pedras"* em que *"pedras"* eram removidas recorrendo a uma suposta cirurgia à cabeça, como um tratamento para as disfunções mentais. Alguns destes trabalhos foram habitualmente interpretados, de acordo com Gross (1999), como representando uma prática contemporânea de charlatães ou como uma alegoria da loucura humana, mais que um acontecimento real. Uma vez que a trepanação foi de facto um método utilizado na Europa Renascentista, principalmente para debelar feridas da cabeça e variadas disfunções mentais, a interpretação destes atos derivarem de uma prática médica comum àqueles tempos, não deve pôr-se completamente de lado. De facto, os primeiros sinais de procedimentos no *calvarium* são tão antigos como o milénio 10.000 antes da Era Cristã, sendo exemplo os famosos crânios perfurados do neolítico Africano (Miller, Scott & Lee, 2005). Posteriormente, o conhecido Código de Hammurabi, aproximadamente em 1750 antes da Era Cristã, apresenta-se como pedra basilar dos cuidados cirúrgicos desse tempo (Miller *et al.*, 2005).

Assim, o que contribuiu para o sucesso de Moniz, não alcançado por outros que anteriormente haviam traçado as mesmas hipóteses foi, de acordo com Swayze (1995), o seu reconhecimento internacional, devido à sua contribuição ao desenvolvimento do método da angiografia, bem como a quantidade de pacientes, como também os resultados alcançados (conferir Alves, Bacheschi & Bombarda, 2004, e Rauch, Dougherty, Cosgrove, Cassem, Price, Greenberg et *al.*, 2004, bem como a revisão de Fins, 2004, para uma reflexão atualizada acerca da Psicocirurgia no Séc. XXI, e de Mogilner, Benabid & Rezai, 2001, relativamente às novas técnicas de Psicoestimulação cirúrgica)[5]. Todavia, devido ao advento da Psicofarmacologia, bem como às fortes críticas que o método psicocirúrgico sofreu (Wilkins, 1984), este método foi largamente preterido em detrimento de outras intervenções, nomeadamente de enfoque psicofarmacológico, psicoeducativo, reabilitativo, *etc*.

O interesse crescente pelo sistema nervoso central, e de forma mais específica, no que concerne ao cérebro humano, motivou diversas abordagens de investigação, como foi o caso do exame *pós-morte* de cérebros de pessoas famosas, entre a primeira metade do Séc. XIX e princípios do Séc. XX. Bentivoglio (1998) recorda-nos que Rudolph Wagner, um investigador alemão que viveu de 1805 a 1864, foi convidado, durante o decénio de 1850-60 a estudar o cérebro do famoso matemático e físico Carl Friedrich Gauss (1777-1855). De acordo com Bentivoglio (1998), outros estudos foram realizados, como seja a descrição apresentada pelo anatomista sueco Gustaf Magnus Retzius (1842-1919), que examinou o cérebro da famosa matemática Sonja Kovalevsky (Professora de

---

[5] Consultar Goodrich (2000) para uma revisão extensa relativa às descrições anátomo-clínicas e respetivos aportes para a futura psicocirurgia no último milénio, desde Leonardo da Vinci (1452-1519), Berengario da Carpi (1470-1550), Johannes Dryander (Johann Eichmann; 1500-1560), Andreas Vesalius (1514-1564) e outros.

Matemáticas na Universidade de Estocolmo). Edward Anthony Spitzka (1876-1922) à altura presidente da *American Neurological Association*, estudou diversos cérebros de sujeitos indicados como tendo desenvolvido competências intelectuais superioras aos seus concidadãos. Um dos estudos que terá causado maior curiosidade terá sido o do cérebro de Vladimir Lenine (1870-1924), considerado historicamente como o líder intelectual da Revolução Russa, de Outubro de 1917 (realizado por Oskar Vogt, 1870-1959) [Bentivoglio, 1998], bem como o do cérebro do famoso cientista Albert Einsten (1879-1955; ver Witelson, Kigar & Harvey, 1999 e Anderson & Harvey, 1996). Embora nenhum estudo tenha sido publicado relativo à apresentação de relações diretas entre as competências reconhecida e inquestionavelmente típicas dos sujeitos estudados e o subsequente estudo anatómico *pós-morte*, Bentivoglio (1998) refere que a atenção destes investigadores refletem não apenas a tentativa de compreensão dos mecanismos subjacentes aos fenómenos humanos, mas também a necessidade de incentivo, financiamento, suporte legal e desenvolvimento de políticas que permitam o estudo cerebral.

Entre finais do Séc. XIX e início do Séc. XX, Carl Sherrington (1857-1952) contribuiu de forma marcante para um conjunto de termos e conhecimentos hoje pertencentes ao léxico quotidiano dos neurocientistas. Assim, de acordo com Kim

(2001), Sherrington terá sido o primeiro a utilizar de forma estruturada termos como propriocepção, inervação recíproca, moto neurónio, sinapse e terminal (nervoso) conjunto. Os seus estudos mais famosos centraram-se inicialmente no campo da anatomia funcional do sistema nervoso e atividade reflexa. Posteriormente apresentou importantes e pioneiras obras no campo da neurofisiologia, estudando por exemplo a interligação de lesões corticais e respetivas degenerações de células piramidais, vias motoras reflexas, tratos motores medulares e vias nervosas musculares (Kim, 2001). Posteriormente, já no Séc. XX, em 1933, Sherrington editou um relevante livro de seu título *The Brain and its Mechanism* onde se apresentaram importantes esclarecimentos acerca do papel das vias cerebrais na determinação do comportamento. Por essa altura, Sherrington apresentou mesmo a hoje bem aceite ideia de se olhar para o cérebro como um sistema implicado essencialmente na inibição da ação do sistema nervoso.

Por essa altura James Cattell publicou um conjunto de importantes obras no estudo da atividade mental humana e da sua mensuração, nomeadamente nas suas obras *The time taken up by cerebral operations* (1886 a, b; 1887), *The psychologycal laboratory at Leipsic* (1888), *Mental tests and measurements* (1890), *Physical and mental tests* (Baldwin, Cattell & Jastrow, 1898) e *Early Psychological Laboratories*

(1928). De acordo com Seguí (2003, p. 4) *"en 1904 Toulouse, Vaschide y Piéron en el libro 'Técnicas de Psicología Experimental' dan una serie de consejos sobre cómo conducir un examen riguroso que permita medir los procesos psíquicos de sujetos sanos y de pacientes, y comparar los rendimientos de unos y otros"*.

Ainda de acordo com Seguí (2003, p. 4), Alfred Binet é *"quien va a proponer una metodología que permitía una evaluación comparativa de las capacidades intelectuales de los sujetos"* e o termo "Psicometria" é utilizado por Galton *"a arte de impor a medida e o número às operações do espírito"*.

De acordo com Ramachandran & Hubbard (2003), em 1880, Francis Galton utiliza pela primeira vez o termo Sinestesia: *"Foi Francis Galton que primeiro relatou a condição chamada sinestesia. Ele notou que um certo número de pessoas na população em geral, que são de outra forma completamente normal, parecia ter uma certa peculiaridade: eles experimentam sensações em várias modalidades em resposta à estimulação de uma modalidade"* (p. 49). O caso mais conhecido de um paciente com esta característica será provavelmente um sujeito conhecido como S, paciente de Albert Romanovih Luria (1968; Smilek, Dixon, Cudahy & Merikle, 2002).

Por sua vez Luria & Majovsky (1977) referem que o estudo das bases fisiológicas da actividade mental representa o que categoriza como uma página brilhante da Ciência

Psicológica Soviética (antes do desmantelamento da URSS). De acordo com o autor, as raízes desta linha de investigação remontam ao pensamento típico das ideias revolucionárias democráticas russas do Séc. XIX. Assim, Luria destaca o trabalho de Ivan M. Sechenov que em 1863 publicou a obra *The Reflexes of the Brain*, em que pela primeira vez, de acordo com Luria, se postulou a tese que todo e qualquer processo mental era, na sua natureza, um reflexo. Sendo assim impossível estudar tais processos, a consciência, os processos materiais e corporais foram retirados desta equação. Luria referia que esta ideia do estudo da atividade cerebral com base numa visão reflexiva, corpórea, foi de crucial relevância para o início do estudo científico da atividade cerebral, mantendo-se como base para diversos trabalhos de Sechenov, sendo posteriormente fortemente difundido pelos trabalhos experimentais de Ivan Pavlov e outros investigadores russos como Vladimir M. Bekhterev, que procuraram estudar o comportamento humano em condições normais e / ou patológicas, tendo-se tornado nas bases de toda uma linha de investigação bastante comum para os trabalhos de diversos investigadores soviéticos da primeira metade do Séc. XX (curiosamente, Leff, 2003, refere que o primeiro autor a postular a hipótese de uma actividade reflexiva cerebral foi o Médico Inglês Thomas Laycock - 1812-1876). De acordo com Leff, os postulados de Laycock não alcançaram a relevância científica da escola Russa por pertencer ao chamado campo da "*Biologia Romântica*", em contraposição ao "*Reducionismo Científico*" que sustentou grandes trabalhos de evolução científica mais objetiva, mensurável e reconhecida pela comunidade científica).

Se esta visão da atividade cerebral humana permitiu o desenvolvimento de uma linha de investigação científica, esta foi sofrendo, contudo, alterações na sua conceptualização, verificando-se que, o próprio Sechenov, já perto do fim da sua vida científica, postula que, embora se verifique uma natureza reflexiva da atividade humana, num determinado processo humano, esta atividade está qualitativamente alterada, transformando a sensação inicial em motivação e objetivos, bem como os movimentos em ação intencional (Luria & Majovsky, 1977).

Nesta linha, Lashley (1930), num dos seus trabalhos mais importantes, *Basic Neural Mechanisms in Behavior*, apresentava já uma visão integracionista funcional da relação das várias áreas cerebrais em interação, na emergência de uma determinada função cerebral:

> "*A avaliação dos sintomas sugere que nenhum elemento derivado logicamente do comportamento pode ser demonstrado como tendo uma localização definida; nenhuma sensação única, de memória, ou movimento hábil é destruído sozinho por qualquer lesão. Ao contrário, as várias partes das áreas funcionais*

*parecem equipotenciais de tais elementos, e toda ou uma constelação delas são afectadas pela lesão, ou mesmo nenhuma (p.34-35). Estamos lidando com um sistema complexo em que há uma influência de cada parte sobre todos os outros, com todos os graus de dominação e subordinação. O nosso problema é descobrir os meios pelos quais estes exercem influência (p. 43)."*

O autor começava já, de forma bastante estruturada, a questionar as teorias vigentes no seu tempo, centradas numa visão reativa, quase reflexiva da atividade cerebral. Pavlov (1924, 1971), nos seus primeiros textos acerca da ação dos hemisférios cerebrais, apresenta-os como *"órgãos de alta complexidade"* compreendidos por milhões de células, centros ou focos de atividade nervosa. Pavlov aproximava as suas descrições fisiológicas macroestruturais do que se tornou o conhecimento dominante ao largo das décadas seguintes. Contudo, embora Pavlov postulasse um nível de complexidade estrutural elevado para o funcionamento cerebral, a sua abordagem era ainda muito reflexiva e fisiológica, referindo que o estudo cerebral deveria ser mantido essencialmente dentro do campo da Fisiologia (1924, 1928). Não obstante, com o desenvolvimento dos seus trabalhos, Pavlov apresentava já uma compreensão mais holística, integradora e fenomenológica da atividade cerebral, como são exemplo as suas propostas do funcionamento da linguagem humana (Dance, 1967).

Neste campo, Rafael Lorento de Nó (1902-1990), contribuiu no campo do estudo da Fisiologia do sistema nervoso central: *"Entre elas estão: a modular (ou seja, colunar) organização do córtex cerebral, o atraso sináptico, a condução de volume do nervo, soma sináptica, (feed-back) e o circuito neurónio - cibernética"* (Larriva-Sahd, 2002, p.1).

Com base em trabalhos anteriores (1923, 1926; In Lashley, 1930) Lashley postulou finalmente, em 1930, que embora a extensão dos estudos dos atos reflexos ao nível da espinal medula para os problemas das funções cerebrais se apresentasse como uma ajuda benvinda para a doutrina localizacionista, era necessário compreender a função ou funções cerebrais de uma forma mais extensa e complexa, verificando a influência recíproca de cada parte cerebral, com vários níveis de dominância e subordinação. A este propósito Finger (1994) refere que desde um ponto de vista histórico a literatura científica evidencia a dificuldade de se compreender de que forma o Sistema Nervoso Central coordena todos os fenómenos, seja de um ponto de vista motor (planeamento, modulação, coordenação de movimentos voluntários) seja do ponto de vista das funções cerebrais superioras. Também Lashley (1930) já referia que o aspeto problemático seria compreender os mecanismos através dos quais essa influência é exercida.

Os estudos de investigações desenvolvidas neste campo foram fundamentais para o desenvolvimento das Neurociências, de forma mais vasta, e de um dos seus ramos, de forma mais particular: a Neuropsicologia.

Posteriormente, o artigo de McCulloch & Pitts em 1943 [McCulloch & Pitts (1943), *A logical calculus of the ideas immanent in nervous activity*. Bulletin of Mathematical Biophysics, 5,115–133; In Abraham, 2002], é considerado como um ponto de referência para a compreensão dos mecanismos de redes neurais, particularmente a aplicação das regras da matemática à compreensão dos fenómenos neurológicos.

De acordo com Luria & Majovsky (1977) e Mecacci (1977) o papel do outro investigador Russo, Pëtr K. Anokin foi de crucial relevância para muito do que foi aceite posteriormente ate à segunda metade do Séc. XX, como sejam os seus postulados que cada conduta humana ou animal, é o resultado da integração de um sistema complexo de autorregulação, que ocorre de acordo com o que se conhece como *arco reflexo*, e a sua alteração sob a influência das *"aferências de retorno"* – sinais que representam o sucesso ou insucesso da ação em causa. De acordo com Luria & Majovsky (1977) as teorias de Anokin acerca de *"sistemas funcionais"*, *"síntese aferente"*, e *"mecanismos de aceitação da ação"* apresentam alguns dos avanços mais consideráveis no campo da Fisiologia e Psicologia da história soviética daquele tempo. No prefácio da obra *Brain and History – The Relationship between Neurophysiology and Psychology in Soviet Research* (Mecacci, 1977), Luria refere que, na linha de base de análise da atividade mental através do estudo da atividade reflexo-fisiológica cerebral, outro autor que deve ser obrigatoriamente referenciado é o fisiologista Nikolay A. Bernshtein. De acordo com Luria, este autor foi crucial para a compreensão dos mecanismos implicados nos movimentos humanos, havendo formulado princípios fundamentais para a Fisiologia da coordenação e da atividade. A relevância dos seus estudos fundamenta-se no facto de não se ter limitado ao estudo dos processos reflexos e estruturas mais elementares, alargando os seus estudos à compreensão da atividade humana complexa, com base em princípios científicos. No referido prefácio, Luria refere que Bernshtein foi decisivamente relevante para os problemas da Fisiologia e da Psicologia relacionados com a tentativa de compreender como o ser humano consegue subordinar os seus movimentos e ações dirigidas para um determinado objetivo, formulado internamente. Tal compreensão implicaria a aceitação de uma interação entre vários níveis de funcionalidade cerebral, desde o mais reflexivo ao mais integrativo.

Lev S. Vigotsky é apontado por vários investigadores como o pioneiro no campo da Psicologia soviética, ao procurar estabelecer a relação entre as funções corticais humanas superioras e a atividade cerebral mais básica (e.g. Forest & Syksou, 1994; Vigotsky, 1929).

É curioso verificar o impacto que as duas Grandes Guerras Mundiais tiveram no campo do estudo neurológico e particularmente para a Neuropsicologia.

Boller & Duyckaerts (1999), caracterizam o campo da Neurologia durante o período da I Guerra Mundial, bem como um conjunto de alterações introduzidas por este acontecimento de escala mundial. Segundo os autores, este foi o período em que os trabalhos de relevância de James Papez, Charles Sherington e Walter Cannon foram iniciados ou continuados. Este terá sido também o período em que o vasto campo das Neurociências começou definitivamente a integrar no seu meio as contribuições da Neurologia Clínica para a futura sustentação da Neuropsicologia Clínica (Goldstein & McNeil, 2004). Por exemplo, de acordo com Smith (1998), as primeiras descrições anátomo-clínicas baseadas em lesões do cerebelo, foram realizadas por Gordon Holmes, um neurologista das forças militares Britânicas durante a I Guerra Mundial. Este terá sido também o período em que a Neurologia, até àquele tempo, marcada essencialmente pela escola europeia, começou a estender-se para o continente Norte-Americano (dando posteriormente campo ao fortalecimento da gigantesca Escola Canadiana de Penfield, bem como de outros já na década de 1990 - Rourke-Byron, Hayman-Abello & Hayman-

Abello, 2003) e a uma escala não tão marcada para o continente Sul-americano. Boller y Duyckaerts (1999) referem que a própria linguagem científica viu-se impregnada por metamorfismos originados por edições científicas de origem diferente que a anglo-americana.

O próprio papel das mulheres começa então a ser reforçado no campo das Neurociências, sendo Dejerine um dos expoentes máximos dessa época (com nome de nascimento *Augusta Marie Klumpke*, emigrou posteriormente para França, onde adotou o nome pelo qual é mundialmente famosa no campo das neurociências). De acordo com a revisão de Boller & Duyckaerts (1999) Dejerine foi a primeira mulher a alcançar o cargo de *Interne des Hospitaux*, relevância que se verifica quando se clarifica que esta nomeação necessitava da intervenção direta do Ministro da Instrução Pública da República Francesa. Dejerine foi a primeira a descrever uma síndrome de desconexão calosa (Devinsky & Laff, 2003).

Boller & Duyckaerts (1999) referem que, durante o período indicado, as fronteiras nos campos de atuação da Neurologia eram bastante diferentes das que vivemos nos dias presentes: a eletroencefalografia não havia sido ainda inventada, todavia a eletrofisiologia apresentava-se já como uma disciplina em clara expansão, ao nível do estudo do sistema nervoso periférico e da ativação muscular (ver trabalhos de Pavlov). A estreita ligação entre a clínica e a investigação mais ortodoxa é claramente corporizada por nomes como Amand Duchene de Boulogne, e Pierre Marie em cuja obra *Les aphasies de Guerre*, se procura reconciliar com as doutrinas clássicas relativas à linguagem, postuladas por Paul Broca, Wernicke e Dejerine (Boller & Duyckaerts, 1999). Pierre Marie é mesmo referenciada por Moreira, Tilbery, Lana Peixoto, Mendes, Kaimen Maciel & Callegaro (2002, p 379) como tendo prestado (...)

"(...) *una de las más importantes contribuciones al estudio de la EM. En 1884, clasificó los trastornos de la marcha distinguiendo los componentes espástico y cerebelar, caracterizó los trastornos vesicales, intestinales y sexuales, reconoció la gran variabilidad de los síntomas iniciales, apuntó un número de síndromes característicos y documentó el curso clínico de la enfermedad; incluyó la categoría de EM benigna y distinguió las formas progresiva primaria y progresiva secundaria. Con relación al factor etiopatogénico, Pierre Marie observó que las agudizaciones de la EM ocurrían después de las enfermedades infecciosas o estados febriles; consideró que la asociación anecdótica entre una infección aguda (fiebre tifoidea, neumonía, difteria, sarampo, varicela, escarlatina, cólera, malaria y exantema infantil) y el inicio de la EM sería una evidencia suficiente para establecer una relación causal. Luego reconsideró esta impresión, aunque indicaba como tratamiento el yoduro de potasio, el yoduro de sodio y el mercurio, que para el poseían cualidades antiinflamatorias (...)"*

Alguns autores referem que é a falta de controvérsia nesta época, apoiada em parte por não se haver ainda verificado, naqueles anos, o advento das técnicas de neuro imagem e posteriormente as funcionais, no campo do diagnóstico complementar, que levou a que a Neuropsicologia não aparecesse de forma bem estabelecida e como uma disciplina independente até o início dos anos 40 do Séc. XX (Ruff, 2003), nomeadamente com o infortunado advento da II Guerra Mundial (Boller & Duyckaerts, 1999). Fine & Manteghi (2000), num esforço científico semelhante ao apresentado por Boller & Duyckaerts (1999) apresentam uma análise destes tópicos, *no decurso e como consequência* do período da chamada *Segunda Grande Guerra*, nomeadamente o ano de 1945, ano de finalização da contenda mundial.

Para uma melhor esquematização dos aspetos apontados na referida revisão histórica apresentaremos em tabela os conteúdos que nos parecem de maior relevância:

**Baseado em Fine & Manteghi (2000, p. 1079-1080),**

A maioria das publicações neurológicas nos países aliados estavam relacionadas com feridas e lesões adquiridas em combate, medicina aeronáutica e neuropsicologia clínica.

Derek Denny-Brown (Neo-Zelandês chefe do serviço de Neurologia do Harvard Neurology Service no Hospital da Cidade de Boston, USA) conjuntamente com Doherty, através de lesões iatrogénicas em gatos anestesiados, apresentam um contributo original para a compreensão das alterações e disfunções ao nível dos nervos periféricos, a seguir ao contacto com projéteis de armas de fogo (obviamente devido à passagem a alta velocidade dos projéteis, o que levava os nervos e respetivos constituintes – bainha de mielina, cilindros axónicos, *etc.* – a fortes alterações).

W. K. Stewart, da *Royal Air Force* Británica, estudou em si próprio num conjunto de voluntários os efeitos fisiológicos das forças de aceleração em voo (chama-se 5g, à velocidade / efeito que provoca um efeito de gravidade 5 vezes superior à força de gravidade cardíaca): perca visual reversível, parestesias dos membros inferiores e inconsciência (devido à dilatação e hiper-perfusão dos vasos sanguíneos dos membros inferiores).

Herbert Jasper e William Cone do Instituto Neurológico de Montereal, ao avaliarem soldados que apresentavam suspeita de lesão nervosa, descobriram que os potenciais de fibrilação poderiam ser evidenciados em fibras nervosas individuais.

Mr. Brazier utilizou o EMG de modo a diferenciar pacientes que padeciam da doença de Parkinson, de pacientes que apresentavam tremor neurótico. Deste modo, verificou que no tremor neurótico a frequência do tremor era bastante rápida, sendo aproximadamente de 8 Hz p/s, aumentando esta mesma frequência na execução de uma determinada ação. De outro modo, na doença de Parkinson, o tremor era mais lento, situando entre os 4 e 7 hz p/s, diminuindo consoante a realização de uma ação.

Morris Bender estudou o efeito da dupla estimulação cutânea em pacientes que apresentavam uma lesão no lobo parietal. Deste modo, descobriu que a estimulação do membro contra lateral à lesão poderia extinguir parestesias ou sensações dolorosas.

Lowenberg & Foster, a partir do estudo de três pacientes que faleceram devido a dificuldades respiratórias associadas à síndroma de Guillain-Barré, descreveram a destruição da bainha de mielina dos nervos periféricos e degeneração axonal dos gânglios sensoriais e matéria branca das colunas posteriores da medula espinhal (as fibras do *lemniscus* lateral continham fragmentos de mielina).

Pio del Rio-Hortega (1882-1945) desenvolveu o método de impregnação das células da micróglia e dos oligodendrócitos por prata amoníaca, e confirmou a ideia que as células da micróglia eram originárias das células reticuloendoteliais.

Leo Alexander, um alemão que terá fugido ao regime nazi, para ingressar na *Harvard Medical Faculty*, em1934, foi convidado em 1945 pela então criada Comissão de Crimes de Guerra, para interrogar médicos do regime alemão, seus assistentes e antigas vítimas. O caso mais notório é o do médico alemão Sigmund Rascher, que instalou um tanque de imersão no Campo de Concentração de prisioneiros em Dachau, com o intuito de testar a tolerância dos sujeitos ao frio intenso causado por água gelada (segundo o autor, a preocupação do regime Nazi era evitar que os pilotos alemães que fossem abatidos sob o Mar do Norte pudessem ser capturados e fornecessem informações aos aliados). Com as suas experiências, Rasch verificou que a morte dos sujeitos era exponencialmente acelerada, por hemorragia intracerebral, se os seus pescoços e cabeças fossem expostas a temperaturas reduzidas. A relevância do testemunho de Leo Alexander, foi o facto de ter permitido que os Cientistas responsáveis pela futura *Declaração de Helsínquia* introduzissem uma declaração que evitasse experimentos potencialmente danosos para o indivíduo em questão sem o assegurar do respetivo consentimento informado.

---

Baseado em Fine & Manteghi (2000, p. 1079-1080),

Em 1949 Donald O. Hebb (Hebb, 1949 - *Organization of behavior*) surpreende a comunidade científica com as suas teorias relativas à influência das células nervosas umas sobre as outras e acerca do que hoje se conhece como plasticidade cerebral (Shapiro, 2001; Arendt, 2003).

Hebb defendia que a ocorrência conjunta ao nível pré e pós-sináptico era essencial para os mecanismos de armazenamento da informação, apresentando um modelo essencialmente fisiológico que hoje é conhecido como *Long Term Potentiation* – LTP (Craver, 2003; Roberts & Glanzman, 2003; Lüscher, Nicoll, Malenka & Muller, 2000; Bi & Poo, 2001; Foehring & Lorenzon, 1999; Quinlan, Olstein & Bear, 1999). O conhecimento do fenómeno de LTP, descrito inicialmente por Bliss & Gardner-Medwin (1973) e Bliss & Lømo (1973) como *Long-lasting Potentiation*, permitiu o desenvolvimento de um vasto campo de investigação em memória animal e humana ainda hoje com considerável pujança científica.

Hebb desenvolveu o seu trabalho por forma a permitir uma melhor compreensão sobre o sistema nervoso central e da sua unidade neuronal como uma entidade em constante adaptação (Brown & Milner, 2003). Para Hebb (1949, 1955) o sistema nervoso apresenta-se como uma entidade viva, sendo as coisas vivas, por sua natureza, ativas. No campo da memória relacionada com a plasticidade cerebral, os seus trabalhos foram de crucial relevância, seja desde um ponto de vista fenomenológico, ou de um ponto de vista das neurociências básicas (McNaughton & Wickens, 2003; Kandel, 2001; Bennett & Hacker, 2001; Rosado-Bergado & Almaguer-Melian, 2000). De acordo com Sejnowsky (2003), a "*sinapse de Hebb*" tornou-se inclusivamente mais conhecida que o próprio Donald Hebb. Ainda que Hebb (1955) tenha editado textos relevantes e teorias acerca da motivação humana, em que aborda a díade entre os impulsos e determinações nas espécies animais consideradas como superioras bem como as inferiores são coordenadas pelas mesmas regras de determinação dos processos intelectuais (mais elaborados e superiores, quanto mais próximas estiverem das espécies com capacidades intelectuais superioras, nomeadamente os humanos), não sendo de descartar o papel determinante dos processos motivacionais, na espécie humana, a influência dos impulsos e motivações mais arcaicas (1955). Sejnowsky

(2003) refere que a relevância de Hebb ainda se mantém fundamental para a organização conceptual e experimental no campo da Neurofisiologia e dos mecanismos específicos implicados na plasticidade da "*sinapse de Hebb*" (ver Fentress, 1999; Routtenberg, 1999).

Em 1952, com a publicação dos artigos clássicos de Hodgkin-Huxley (Piccolino & Resadola, 2002, *Fifty years of the Hodgkin-Huxley era*; Scott, 2000; Wilson, 1999) tornou-se evidente uma discussão que havia muito tempo se mantinha latente na comunidade científica: *Seria a comunicação celular nervosa de carácter estritamente elétrica ou haveria outro mecanismo relevante, e identificável, presente?* Luigi Galvani havia sugerido que esta comunicação se dava através de fluidos internos acumulados nos tecidos animais e carregados eletricamente, em situações de desequilíbrio dos mesmos (Piccolini, 1998). Em 1963 Andrew Huxley & Alan Hodgkin, conjuntamente com outro nome bastante conhecido, John Eccle's, foram galardoados com o prémio Nobel pelos seus estudos em Biofísica fundamental do sistema nervoso central, de forma particular, pelas suas descrições acerca dos mecanismos iónicos subjacentes à atividade sináptica (Smith, 2001).

Por essa altura, na Universidade de Iowa, por volta dos anos 1940-1950, nos Estados Unidos da América, Donald Lindsey presta uma contribuição relevante conjuntamente com

Jasper, Knott e Henry para o desenvolvimento da eletroencefalografia e com Horace Magoun para a compreensão dos mecanismos acerca do tronco cerebral nos processos de *arousal* e atenção (Obituary, 2004).

Na segunda metade do Séc. XX, verifica-se a grande revolução no campo da Bioquímica das perturbações clínicas com o "*descobrimento*" dos neurotransmissores. Por exemplo, artigos como os de Roe (1999 - *The discovery of dopamine's physiological importance*) ressaltam a relevância que investigadores como Carlson, Lindqvist, Magnusson, Waldeck, Bertler, Rosengren, Sano, Gamo, Kakimoto, Taniguchi, Takesada, Nichinuma, Hornykiewicz, Ehringer, Barbeau, Murphy, Sourkes, Cotzias, van Woert, Schiffer, Roe, tiveram para a comprensão que, por exemplo, a Dopamina era mais que um precursor da noradrenalina, que estava presente num conjunto variado de organismos como por exemplo o humano, bem como descreveram a suas potencialidades no tratamento de patologias como a doença de Parkinson[6] (pelos seus trabalhos no campo dos neurotransmissores Arvid Carlsson foi mesmo laureado com o Prémio Nobel da Medicina e Fisiologia, Carlson, 2001).

Em 1949 Wada publica os seus dois trabalhos que marcaram a utilização da injeção intracarotídea de amital sódico nos estudos de localização funcional e epilepsia (Orozco-Giménez, Verdejo-García, Sánchez-Álvarez, Altuzarra-Corral

---

[6] James Parkinson, médico Inglés (1975-1824) desribió por la primera vez la patologia futuramente conoscida como Enfermedad de Parkinsson, en su texto clásico "*An Essay on the Shaking Palsy*"(In Martin, 2002; Teive, 1998).

& Pérez-García, 2002; Snyder & Harris, 1997). Quando em 1971 se utilizou pela primeira vez a Tomografia Axial Computorizada, levando os seus inventores ao Prémio Nobel em 1979 (McKhann, 2003), e em 3 de Outubro de 1984 Brooks & Russell apresentam o artigo *Medical milestone: 'magnetic resonance' advances a revolution in science of diagnosis - computer and magnet give wider view inside body than even the cat scan - will high cost deter use?*, publicado no diário americano *The Wall Street Journal*, fica clara, não apenas a relevância para o mundo clínico, como para a população global no campo das Neurociências clínicas, do progresso tecnológico e as transformações no campo do apoio aos pacientes neurológicos (ver também Randal, 1988 - *NMR: The Best Thing Since X-Rays? Technology Review*; Bechtereva, 2000 - *Psychophysiology by the end of the 20th century*; Robertson & Wyatt, 2004 - *The magnetic resonance revolution in brain imaging: impact on neonatal intensive care*).

Mais que o referido, o desenvolvimento de técnicas altamente avançadas de Imagiologia Funcional (em tempo real) permitiram que se repensasse um conjunto de postulados que haviam sido questionados, desde o localizacionismo de Broca e Wernicke, ao Integracionismo holístico de H. Jackson (1834-1911; Delbeuck, Linden & Collette, 2003), Pierre Marie (1853-1940) e Kurt Goldstein (1878-1965) (ver também Beaumont, 2000).

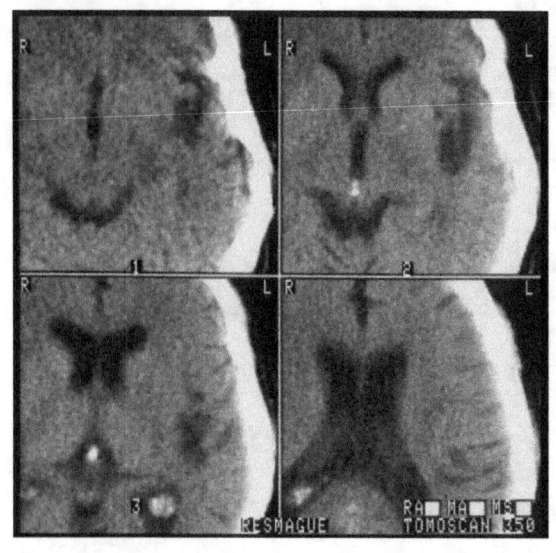

Ressonância Magnética de Paciente masculino, vítima de Acidente Vásculo Cerebral hemorrágico da Artéria Cerebral Média Esquerda.

Do ponto de vista clínico o sujeito apresenta afasia expressiva moderada sem agramatismos e hemiplegia direita (afeção do braço e perna direita).

Apresentado com autorização

Atualmente as neurociências estão começando a diversificar-se em vários ramos, sendo de particular interesse o desenvolvimento de metodologia de estudo no campo da Neurociência Emocional (Dalgleish, 2004; Panksepp, 2005, 2004; Peper & Markowitsch, 2001; Rogan & LeDoux, 1996).

Para finalizar este ponto, no esquema 1 apresentamos uma sumarização gráfica das conceptualizações acerca do cérebro através da história da humanidade (Swanson, 2000, p. 520). No esquema 1 sumariza-se o facto de, como refere Swanson (2000), as dez porções básicas do SNC vertebrado, se terem agrupado pelo menos de cinco diversas maneiras que correspondiam a cinco diversas teorias sobre o seu plano de arquitetura básica. O autor refere que dois modelos clássicos continuam hoje a ser populares e derivam de (a) anatomia comparativa e organização segmentária do corpo, e (b) a embriologia comparativa e a organização transversal e longitudinal do tubo neural.

**Esquema 1**

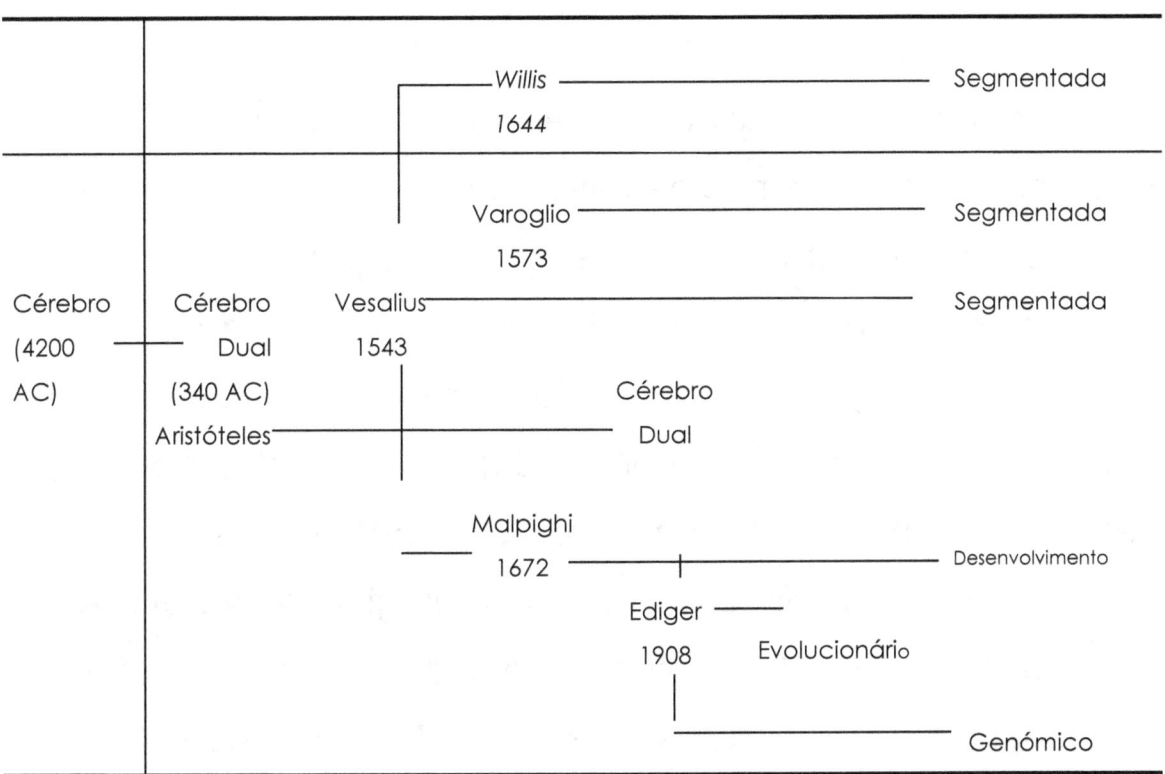

Concluindo, Swanson sublinha que uma nova abordagem centra-se na tentativa de decifrar o programa genético que articula o sistema nervoso durante a embriogénese. Assim, desde uma perspetiva mais segmentária, ou desenvolvimental, ou ainda, desde as novas perspetivas genómicas, o importante é que a jornada iniciada há mais de mil anos atrás, onde nomes como Aristóteles, Platão, Vessalius, Willis, Cajal, e tantos outros não sejam esquecidos, mas também não se limite à descoberta e compreensão do sistema nervoso humano possibilitado pelas limitações vividas por tão distintos investigadores. O reconhecimento de Paul Greengard e Eric Kandel, com a atribuição do Premio Nobel, em 2000, pelos seus estudos na transmissão sináptica é um exemplo da relevância atual das neurociências ecléticas dos nossos tempos (Greengard, 2001; *The Dana Alliance for Brain Initiatives*, 2001).

A este respeito, e em última análise, Tarlaci (2003) refere que as neurociências modernas permitem sustentar a ideia que os organismos são resultado da interação entre os genes e o meio ambiente, em que cada fenómeno tem sempre que atuar sobre um organismo biológico (ver também Bagusky & Jones, 2004; Gray & Thompson, 2004). Mais ainda, com o projeto do genoma humano, alguns autores procuram sustentar a importância dos aspetos biológico – genéticos, tradicionalmente imputados à *psyché*, para disciplinas como a psiquiatria (Cowan, Kopnisky & Hyman, 2002). Seymour Kety, falecido a 25 de Maio de 2000, com a idade de 84 anos, é considerado como uma referência mundial no campo do estudo biológico das doenças mentais, tendo, na opinião de Butler (2000) revolucionado o campo clínico-científico ao nível da imagiologia cerebral e do estudo das patologias mentais (em Setembro de 1999 recebeu o conceituado prémio Lasker, da Fundação Albert & Mark Lasker; Dumit, 2003). Reforça-se também a figura de Ernst Grünthal (1894–1972) apontado por Kalus, Müller & Strik (2002) como um dos pioneiros das neurociências aplicadas à psiquiatria (a par de

Alzheimer, Nissl, Forel & Flesching) sendo de realçar a sua coleção de mais de 2.000 cérebros, atualmente sendo alvo de novos estudos baseados nas modernas técnicas da moderna neurobiologia.

Por sua vez, Stanford Louis Palay (1918-2002) é apresentado como um dos fundadores das modernas neurociências, todavia no campo da neura citologia (Peters, Rosenbluth, Pappas, Kruger & Mugnaini, 2004)

Como já mencionado, um marco obrigatório para quem se inicie no estudo da Neuropsicologia é a obra do Neuropsicólogo Russo A.R. Luria (1902-1977). Para Luria (1973), a Neuropsicologia é a ciência da compreensão e avaliação dos processos mentais humanos. A sua preocupação em desenvolver um método adequado para a identificação e classificação de um conjunto de funções cerebrais e a sua relação com um conjunto de áreas cerebrais interligadas funcionalmente e claramente identificáveis, foi fundamental para o desenvolvimento do conhecimento da fenomenologia humana no que concerne à sua relação com os substratos neurais (Luria, 1980, 1979a, 1979b, 1976b, 1973). O seu modelo avaliativo baseia-se num forte conhecimento da neuroanatomia funcional e dos respetivos deficits subsequentes à disfunção de áreas cerebrais (Maia, Loureiro, Silva, Vaz Patto & Loureiro, 2003). Luria acreditava que através da realização de um conjunto de tarefas de complexidade diferenciada seria possível elicitar o papel dos mecanismos corticais das funções neuropsicológicas básicas e superioras (1966).

Há que fazer referência ao britânico Tom Powell, cognominado como um dos fundadores da neuroanatomia moderna cujo trabalho se desenvolveu nesses tempos difíceis para o estudo neurocientífico, apadrinhado por Jones (1999) como o tempo da *"paleo-neuroanatomia"*, devido à escassez e tipologia rudimentar do estudo cerebral no tempo contemporâneo a Luria, em comparação com os dias presentes. Em suma, e ainda nas palavras de Luria (1973) o papel da Neuropsicologia remete para a avaliação da organização cerebral dos processos mentais humanos ou, como refere Richard (1995), para o estudo da relação entre as funções cerebrais e a sua conduta humana. Nas palavras de Lezack (1995) a Neuropsicologia é uma ciência aplicada, interessada na expressão comportamental das funções cerebrais bem como das deficiências orgânicas.

Outros autores como Perea-Bartolomé, Ladera-Fernandez & Echeandía-Ajamil (2001, p.13) apresentam objetivos múltiplos para a Neuropsicologia: promover a descrição científica das manifestações da patologia ao nível das atividades nervosas superioras, aumentando o conhecimento da fisiopatologia das alterações observadas (organizações pouco frequentes, lesões cerebrais na infância, *etc.*), diagnóstico clínico, neuro psicológico e topográfico cerebral, subjacente a uma desordem conductual, permitindo ainda o estudo da influência da experiência e aprendizagem sobre o substrato neuro funcional, bem como o estudo das representações internas dos fenómenos mentais. Em último lugar, Perea-Bartolomé *et al.* (2001) referem que o conhecimento proveniente da Neuropsicologia permite o estabelecimento de uma terapêutica racional e fisiopatológica (com clara relevância para a interdisciplinaridade e colaboração do neuropsicólogo com o clínico assistente do paciente) e o desenvolvimento de programas de reabilitação neuropsicológica. Sumariando, a Neuropsicologia permitiria assim a realização de programas de investigação permitindo o incremento do conhecimento científico-clínico de determinadas manifestações semiológicas.

## II Neurociências, Psicofisiologia e Atividade Humana

- A Psicofisiologia no campo de estudos do comportamento. Como referem Cacioppo, Tassinary & Berntswon (2007), a psicofisiologia é uma idéia antiga relacionada com uma ciência relativamente recente, verificando-se que, desde que a humanidade começou a ter a percepção dos seus próprios fenómenos internos, emocionais, cognitivos, sensoriais, etc., foi crescendo a idéia, de forma intuitiva, que, de alguma forma, as alterações corporais deveriam estar, em alguma medida, relacionadas com os estados de humor, os sentimentos, as frustrações e as mais diversas manifestações humanas.

De forma sucinta podemos referir então que a psicofisiologia estuda uma dimensão corporal e uma dimensão mental (ou se quisermos psicoemocional). Miller (1978) sustenta que o corpo é o meio da experiência e o instrumento da acção, em que através das suas acções nós damos forma e organizamos a nossas experiências, bem como distinguimos as nossas percepções do mundo exterior das sensações que emanam do próprio corpo.

Ainda de acordo com Cacioppo, Tassinary & Berntswon (2007), a anatomia, a fisiologia, e a psicofisiologia são ramos da ciência organizados em torno dos sistemas corporais com o objectivo coletivo de elucidar a funçãos das estruturas bem como das suas partes, bem ainda como os sistemas relacionados, do corpo humano, nas suas interacções com o ambiente. A anatomia, dizem, seria a ciência da estrutura do corpo e do relacionamento entre as estruturas. A fisiologia estaria relacionada com o estudo das funções corporais ou de como as partes do copro actuam. Para ambas as disciplinas, continuam os autores, o que se considera uma parte corporal varia de acordo com o nível de organização, indo do nível molecular ao celular e ao dos órgãos e respectivos tecidos. Assim, Cacioppo, Tassinary & Berntswon (2007), referem que a anatomia e a fisologia do corpo estariam intrínssecamente interrelacionada e as neurociências em particular, redundariam nesta interseção.

Por este somatório de pontos de vista, a psicofisiologia estaria intimamente relacionada com a anatomia e a fisiologia, estando contudo fortemente relacionada com os fenómenos psicológicos, ou seja, a experiência e o comportamento dos organismos no seu ambiente físico e social.

Assim a psicofisioloiga poderia ser vista como o estudo das relações entre as medidas fisiológicas e os estados ou processos psicológicos relacionados normalmente com conceitos como aprendizagem, emoção, activação (*arousal*) e cognição (Dawson, 1999).

As distinções mais primárias entre a psicofisiologia e a neurosciência comportamental são o foco da psicofisiologia em processos cognitivos superiores e a tentativa de os relacionar com a integração de sistemas nervosos centrais e periféricos (Cacioppo, Tassinary & Berntswon, 2007). Assim, quando passamos de um campo fisiológico para psicofisiológico tal processo faz-se acompanhar da mudança de complexidade na capacidade de compreender sistemas simbólicos de representação, como sejam a linguagem, a matemática, para poder se comunicada e traduzir-se na experiência humana, ou simplesmente na nossa história, bem ainda com compreender a influência de factores culturais e sociais nas respostas fisológicas e no comportamento como um todo.

Em suma, estes fatores contribuiriam para a plasticidade, adaptabilidade e variabilidade do comportamento. Mais ainda, terminam Cacioppo, Tassinary & Berntswon (2007), a Psicologia e a Psicofisiologia compartilham do objetivo de explicar a experiência e o comportamento humanos, e as construções e os processos fisiológicos são um componente explícito e integral do pensamento teórico na psicofisiologia. Assim, depois de tudo, defendem, o objecto de estudo da psicofisiologia deve ser visto como um fenómeno (psíquico, social, cultural, *etc.*) corporizado.


- Níveis de análise do comportamento

Quando se avalia o comportamento, para se poder avaliar os seus diferenciados *"níveis de análise"*, deve-se clarificar o que aqui entendemos por *"comportamento"*. Não utilizaremos aqui o termo comportamento vindo da terminologia comum em que se considera apenas as acções expressas por um determinado organismo (por exemplo, andar, escrever, falar, *etc.*), mas sim toda e qualquer resposta do organismo, seja ela mais corporal (e.g. aumento da respiração – hiperpneia), redução dos batimentos cardíacos (bradicardia), *etc.*, mas também alterações mais subjectivas, sendo contudo respostas concretas do organismo, como sejam as emoções, os estados de humor, um pensamento, *etc.*

Em psicologia, uma das formas de diferenciar estes tipos de respostas é defini-las como respostas abertas (comportamentos observáveis pelos outros indivíduos) e respostas cobertas (em que apenas o próprio sujeito pode ter a percepção que estão a ocorrer - por exemplo, o pensamento). Existe obviamente um conjunto sem número de respostas fisiológicas internas que, sendo respostas corporais, não imagéticas, não poderiam ser caracterizadas respostas cobertas, como no seio da psicologia se está acostumado: estamos a falar das alterações da respiração, dos batimentos cardíacos, dos movimentos peristálticos intestinais em reação, por exemplo, a uma situação de stress. Todavia, o que aqui importa salientar é que, quando utilizarmos a palavra comportamento, estaremos a referir-nos a toda e qualquer resposta de um dado organismo.

Lipp, Frare & Santos (2007) procuram aferir da relevância das características psicológicas no aumento da pressão arterial, tendo para isso analisado a reactividade cardiovascular a efeitos psicológicos como o stress. Para tal, oitenta hipertensos responderam ao Inventário de Sintomas de Stress de Lipp, à Escala de Alexitimia de Toronto e ao Questionário de Assertividade, e foram sujeitos a uma sessão experimental contendo experiências sociais estressantes. A pressão arterial e a frequência cardíaca foram mensuradas continuamente por um monitor de pressão arterial e o sujeito instruído, ora a controlar as suas emoções ora a expressá-las, dependendo das manipulações experimentais que estavam a ser criadas.

Como grandes resultados os autores verificaram correlações elevadas entre níveis de alexitimia e de inassertividade e reatividade da pressão arterial. Assim, quando solicitados a expressarem emoções, a pressão arterial diastólica dos sujeitos alexitímicos e inassertivos sofria aumentos significativos enquanto que a pressão arterial sistólica de pessoas assertivas e não alexitímicas sofria aumentos significativos quando instruídas a inibirem as emoções.

Para que se tenha uma percepção mais simplificada destes tópicos aqui abordados, pode-se apontar o cérebro reptiliano como as estruturas cerebrais mais arcaicas do ponto de vista do desenvolvimento filogenético (a evolução das espécies ao longo dos milhões de anos até chegarmos à nossa era).

No cérebro reptilliano tem que se considerar a importância do Sistema Límbico, fortemente relacionado com emoções básicas como o medo, a ira, a raiva, o prazer, etc. (Adolphs, Tranel, Damásio & Damásio, 1995).

A importância do neocórtex e dos seus estudos foi determinante para compreender aspectos tão importantes para a vida humana como sejam os mecanismos de memória e aprendizagem, seja ela vista do ponto de vista mais formal de aprendizagem de conteúdos complexos (por exemplo, o conteúdo de uma determinada disciplina como seja a Biologia) seja a prendizagem básica ao nível das respostas condicionadas. Hoje acredita-se que na base deste último processo Pavloniano está um mecanismo fisiológico, denominado de habituação. De acordo com vários autores tal fenómeno caracteriza-se como o decréscimo de uma resposta a um estímulo apresentado de forma repetida, sendo sobejamente documentado ao longo da história da ciência fisiológica (Sokolov, 1963; Siddle, 1991). Tais estudos sustentam que a resposta inicial a um estímulo novo envolve uma rápida mudança atencional do organismo, todavia, depois de uma apresentação repetida dos mesmos estímulos novos, sem que sejam seguidos de consequências relevantes, a resposta tenderá a esvanecer-se, caracterizando-se um dos principais papéis da habituação que é a limitação da utilização dos recursos atencionais a estímulos que já não se encontram disponíveis para o organismo.

Acredita-se de forma generalizada que o neocórtex cerebral esteja envolvido na aprendizagem e na memória. Em contrapartida existe por vezes ainda a visão tradicional que a aprendizagem e a memória envolvem o denominado córtex associativo, apesar de saber-se desde há pelo menos cinquenta anos que essas respostas do córtex sensorial primário aos estímulos condicionados são alteradas pela aprendizagem (Chernyshev & Weinberger, 1998). Ainda que estudado mais extensivamente no córtex auditivo primário, acredita-se que os processos associativos alteram as respostas acústicas aos estímulos condicionados, verificado em estudos de potenciais evocados (avaliação dos campos neuronais elétricos - Weinberger & Diamond, 1987). Já mais recentemente Chernyshev & Weinberger (1998) referem que a natureza de tais respostas de plasticidade neuronal tem sido esclarecidas pela determinação das respostas cerebrais depois de determinados períodos de treino (e aprendizagem).

A aprendizagrem altera o valor dos sinais dos estímulos sensoriais, sendo que nas situações mais estudadas, de Condicionamento Clássico (Pavloviano), um estímulo condicionado acústico que precede um estímulo neutro (não condicionado) produz uma aquisição rápida (dentro dos 5 a 10 ensaios) de respostas autonómicas e somáticas condicionadas. De forma mais vagarosa (por exemplo, no decurso de 60 a 200 ensaios) verifica-se também alteração das respostas sensorio-motoras específicas (Bakin, Lepan & Weinberger, 1992). Assim, a rápida aprendizagem / interiorização de uma resposta condicionada pode contribuir para um estado central de medo adquirido enquanto que uma aprendizagem (condicionamento) mais moroso pode ser responsável pelo desenvolvimento de respostas sensorio-motoras que pretendem evitar ou remover o estímulo neutro.

De acordo com Nicolelis, Fanselow & Ghazanfar (1997) embora o livro clássico de Donal Hebb, *The Organization of Behavior* (1949), seja sobejamente conhecido pela descrição da plasticidade sináptica (a denominada sinapse de Hebb), este contém ainda um dos pressupostos mais influentes no que concerne aos pressupostos de interação neuronal que estão subjacentes aos mecanimsos cerebrais.

Nas suas teorias é central o concetio de "Engrama Cerebral", ou seja, um cojunto difuso de células, que formam redes cerebrais, desde o córtex até ao diencéfalo que actuam de forma estruturada num sistema fechado, mas ao mesmo tempo possibilitando o funcionamento e facilitação de um conjunto variado de outrso sistemas (p.xix). Na sua perspectiva, os neurónios individuais não apresentavam a capacidade de grande influência individual e, em consequência, não poderiam, por si próprios, contribuir isoladamente para uma dada função, percepção ou habilidade humana. Mais ainda, segundo os autores, Hebb sugeria que cada neurónio individual poderia fazer parte de vários engramas corticais, ou seja, poderia fazer parte integrante de várias redes de funcionamento cerebral e assim estar envolvido em funções cerebrais diferenciadas através de múltiplas funções e representações, muito embora a importância das populações neuronais no processamento da informação sensoriomotora houvesse já sido evidenciada anteriormente (Young, 1802; Sherrington, 1906); assim sendo, o trabalho de Hebb consituiu-se como um marco de referência uma vez que apresentou uma descrição pormenorizada e elaborada a cerca de como os mecanismos pelos quais as populações de neurónios poderiam estar subjacentes a uma variedade de funções cerebrais.

A maioria do que era sabido em termos de neurónios corticiais e dos seus circuitos baseava-se em imagens estáticas de neurónios fixados em sais de prata de acordo com a técnica de Golgi, embora a doutrina neuronal tivesse sofrido um revés (neste caso, uma evolução) através das evidências conclusivas de S.R. y Cajal, em que se defendia que um neurónio era uma parte funcional de uma rede microscópica, apenas possível de descortinar completamente com o desnvolvimento do microscópio electrónico (década de 1950 a 1960 - Sejnowski, 1999).

Na introdução do seu livro Hebb defende que a sua teoria é evidentemente uma forma de coneccionismo, embora se centre numa rede intrincada de relações cerebrais variáveis, e não num modelo simplista e mecanicista de conexões de vias aferentes e eferentes: ou seja, como é referido por vários autores e pelo próprio Hebb, sustentariam uma psicologia diferente da defendida inicialmente pela forma estímulo-resposta, principalmente se a resposta aqui indicada for uma resposta motora (Sejnowski, 1999).

Quanto à importância da motricidade para o desenvolvimento sensório-perceptivo e cognitivo da criança, sabe-se que nestes momentos críticos de desenvolvimento maturacional cerebral, vários estudos apresentam a importância de estruturas fundamentais para a orientação espacial, tendo-se demonstrado ao longo dos últimos anos a existência de células nervosas específicas para a capacidade de orientação espacial e de memorização e aprendizagem espacial (ver estudos de Brunel & Trullier 2001 e de Foster, Morris & Dayan, 2000, acerca das células do hipocampo para a as denominadas células de orientação e memorização espacial).

No que se refere às funções da actividade muscular, já desde a primeira metade do Século XX que o conhecimento acerca de como um impulso elétrico passa do sistema nervoso para o sistema muscular, produzindo a contração dos músculos é bem conhecida, sendo descrita por autores (Fatt & Kratz, 1951; Eccles, 1948) como um porcesso que envolve vários passos: impulso nervoso ⇨ acetilcolina ⇨ potencial de placa motora ⇨ contração muscular. Ao contrário do que possa ser esperado intuitivamente, a libertação de ACh não se dá apenas quando um impulso nervoso chega ao terminal pré-sináptico. Já desde a década de 70 do Séc. passado é bem descrito o fenómeno de mini-potenciais de placa motora produzidos pela libertação de quantidades minúsculas de Ach (ao nível dos quanta), produzindo o que alguns autores caracterizam como *"ruído de activação motora"* (Katz & Miledi, 1970). Através deste fenómeno, de cada vez que um potencial de acção chega ao terminal sináptico e leva à libertação do neurotransmissor[7] Ach, a placa motora já está,

---

[7] O termo neurotransmissor, de *per se*, apenas foi utilizado de forma conceptual por Elliot em 1904, embora a demonstração experimental do seu funcionamento apenas se pôde verificar no ano de 1921, pelas experiências clássicas de Loewi, Cannon & Uridil (in Euler, 1970, p. 470). Tais autores referem a importância dos sistemas de neurotransmissores, devido ao facto de tal

muitas vezes, num estado de pré-excitação, potenciando no tempo e no espaço um potencial de placa, a exemplo do que acontece com os PEPS (potencial excitatório pós-sniáptico) e PIPS (potencial inibitório pós-sináptico) ao nível dos neurónios do sistema nervoso central (Katz & Miledi, 1972).

---

implicar a sua acção directa ou indirecta em sistemas nervosos, ou seja, em virtualmente quase todos os tecidos ou órgãos humanos (com excepção por exemplo da placenta).

## III. Organização funcional do cérebro humano. Modelo de A. R. Luria

- Histórico Luriano e princípios de organização funcional do cérebro humano.

Alexander Romanovich Luria é conhecido como um dos pioneiros no que respeita à compreensão do cérebro como um *"todo funcional"* (Miller, 2003), não somente no campo da Neurología do adulto como na compreensão dos processos de desenvolvimento das funções intelectuais infantis durante o processo de ontogénises (Petroukhin, 1998).

Mais ainda Alexander Romanovich Luria (1902-1977) está provavelmente entre aqueles que mais contribuiu para o desenvolvimento do que hoje se conhece por Neurologia e Neuropsicologia Clínica, ainda que a figura de Vygotsky seja realçada pelo próprio Luria como a figura pionera no campo da Neuropsicologia (Akhutina, 2003), fundamentada essencialmente num cohecimento minucioso referente à Neuroanatomia funcional, bem como da semiologia das lesões e disfunções / cerebrais (modelo compreensivo que procura explicar o funcionamiento dos procesos psíquicos superiores) (Glozman, 1999 a-b)[8].

Luria nasceu em Kazan, Russia, a 16 de julho de 1902, e faleceu em Moscovo a 14 de agosto de 1977 (Kuzovleva, 1999). De acordo com Kuzovleva (1999), o pai de Luria, Roman Albertovich Luria, era considerado um dos melhores clínicos gerais da cidade (Kazan), sendo também a sua mãe médica. De 1912 a 1918, Luria foi estudante de uma escola considerada, por aquele tempo, com o nível mais alevado de

---

[8] Conferir Good, S.R. (2000) para una abordagem desde un punto de vista del legado literario y humanista dejado por Luria.

ensino, do ponto de vista da preparação para os estudos universitários na Rússia pré-revolucionária (então uma das repúlicas da URRS). No ano de 1918 ingressa na Universidade de Kazan, no Departamento de Ciências Sociais. Ainda como estudante torna-se um dos organizadores da sociedade científica dos estudantes da Universidade, promovendo nesse pequeño grupo, o estudo da Filosofía, Sociologia e Medicina. Por essa haltura Luria começa a familiarizar-se com os trabalhos da Psicologia de Wundt, Ebbinghaus e de Titchener. Finalmente, em 1921, Luria termina os seus estudos no Departamento de Ciências Sociais e inicia os seus estudos complementares no Departamento Médico da Universidade de Kazan (Kuzovleva, 1999, p. 53).

Kuzovleva (1999) recorda que nos princípios de 1920, ainda como estudante, Luria estava interessado pelo advento psicanalítico originado por Sigmund Freud, organizando um grupo de estudos em psicanálise na Universidade de Kazan. O seu interesse residia contudo num auto-direccionamento ao campo das bases psicológicas e fisiológicas do pensamento humano. Assim, foi já como investigador do *Kazan Institute for the Scientific Organization of Labor* que, em 1922, contribuiu de forma considerável para a criação da revista científica *Problems of Psychophysiology of Labor and Reflexology*. Embora apenas dois volumens tenham sido editados, Luria publicou dois artigos e, tal facto, como recorda Kuzovleva (1999) foi central para chamar a atenção de um importante investigador moscovita contemporãneo a

Luria: K.N. Kornilov. Por essa haltura, Kornilov era director do Instituto de Psicologia de Moscovo, e Luria foi convidado a ingressar nessa instituição como investigador do Instituto de Psicologia de Moscovo. Em Moscovo, Luria leccionou na então denominada Academia de Educação Comunista, sento instituido director dos laboratórios de Psicologia no *Instituto Kornilov* e do Instituto de Criminologia; posteriormente dirigiu simultaneamente o Departamento de Psicologia e o Laboratório de Psicologia na referida Academia de Educação Comunista.

Luria tinha já desde mui tenra idade científica que na própria Russia se estava a edificar uma mudança clara na forma de encarar o estudo do comportamento humano. Em 1928 (Luria, 1928, Psychology in Russia, p. 347)[9] este refere que:

*"A literatura psicológica Russa, que não tem sido muito numerosa em anos anteriores, tem mostrado recentemente um crescimento notável, trazendo à vida muitas idéias e princípios novos, bem como muitas interessantes e grandes pesquisas. O aspecto mais notável nos investigadores Russos modernos é a prevalência da tendência para um estudo objetivo do comportamento humano"* (p. 347).

---

[9] *"Russian psychological literature, which has not been very numerous in former years, has recently shown a remarkable growth, bringing to life many new ideas and principles and a a great many interesting research. The most remarkable thing in modern Russian researchers is the prevalence of tendencies towards an objective study of human behavior"* (Luria, 1928, p. 347).

Stetsenko (2003) sustenta que no campo histórico-cultural desenvolvido por Vigotsky, Leontiev e Luria, se o primeiro dos três autores se vê tradicionalmente como de importância obrigatória para a compreensão de aspectos como o desenvolvimento da linguagem e do pensamento, a determinação social nos processos cognitivos e de desenvolvimento socio-histórico da Psicologia como campo de conhecimento[10], Luria terá sido o autor que mais terá contribuído para o desenvolvimento de um corpo teórico centrado no campo da exploração clínico-científica, transformando uma abordagem que poderia ser essencialmente reflexiva e conceptual numa abordagem baseada na exploração dos mecanismos e dos processos intelectuais a partir dos sujeitos em si mesmos (no seu contexto específico – e.g. Nell, 1999; Dessus, 2003). Ginarte-Arias (2002) refere o papel que Luria desempenhou em 1963 com os combatentes russos, sendo um dos principais pilares naquilo que se conhece como o modelo da Neuropsicologia Clínica e Experimental, no funcionamento do Sistema Nervoso Central e da sua reabilitação.

Já antes, no ano de 1931, Luria havia levado ao extremo o interesse de qualquer investigador / académico. Em julho do mesmo ano, de acordo com o próprio Luria (1932), num <u>esforço concertado</u> entre o Instituto de Moscovo de

---

[10] Conferir também *"Special education in Russia: History, reality, and prospects"*, de Korkunov, Nigayev, Reynolds & Lerner (1998); bem como *"Celebrating divergence: Piaget and Vygotsky"*, de Bruner (1997).

Psicologia Experimental e o Instituto Uzbeque de Investigação de Sarmankand foi organizada uma expedição a várias regiões da antiga URSS com o intuito de se estudar as características de indivíduos em vários estádios de desenvolvimento cultural. De acordo com o próprio organizador da expição (Luria, 1932, p. 241) os objectivos principais da expedição consistiam em: a) estudar as variações no pensamento e nos processos intelectuais de pessoam a residir em situações de extrema privação social, económica e ambiental; b) compreender as alterações nesses processos devido a contacto com meios ambientais mais enriquecidos sócio-cultural e económicamente; c) desenvolver métodos originais para avaliar o estado intelectual dos sujeitos *in sito*, ou seja, nas próprias comunidades autótctones das Repúblicas Soviéticas, uma vez que as metodologias contemporâneas de avaliação de processos intelectuais e da inteligência não se adaptavam às condições específicas dos sujeitos desses mesmos grupos; d) desenvolver métodos educativos a serem aplicados nas populações estudadas, tal como a aprendizagem da leitura, a contagem em números Índus, e outros aspectos mensuráveis de literacia.

*No verão do ano seguinte, em 1932, Luria (1934, p. 255)* liderou uma nova expedição à Ásia Central cujo principal objectivo estipulou como "*estudar as pecuariedades da psique que são resultado de várias condições históricas, e traçar as leis fundamentais do desenvolvimento dos processos mentais humanos."*

De acordo com Ardilla (1999), a influência do modelo neuropsicológico de Luria fez-se sentir de forma muito particular no mundo hispânico. De acordo com este autor esta influência reflecte não somente de forma bem clara os seus modelos teóricos mas também a suas proposições para os procedimientos prácticos de avalição e intervenção neuropsicológica. Ardilla (1999) apresenta 4 grandes razões que, em seu entender, terão contribuído para que o modelo de Luria tenha sido profusamente desenvolvido no mundo hispânico: a) ao princípio da década de 1970, a literatura de língua espanhola dedicada à Neuropsicologia era relativamente limitada; não obstante este facto, a maioria dos livros de Luria haviam sido traduzidos e publicados em espanhol, transformando-se assim numa fonte obrigatória para os investigadores hispânicos. Por sua vez, Ardilla (1999) refere que a maioria dos trabalhos clássicos de Neuropsicologia de autores norte-americanos e da Europa ocidental não haviam sido traduzidos para o espanhol durante este período; b) assim a maior parte de *experts* em Neuropsicologia do mundo latino-americano baseiam-se fortemente no modelo de Luria. Azcoaga em Argentina, Alcaraz no México, Cairo-Varlcarcel em Cuba, Peña-Casanova em España, Balarezo no Ecuador e Ardilla na Colômbia, são conhecidos como representantes máximos da década de 1970 no que respeita aos modelos neuropsicológicos. Alguns dos referidos autores haviam treinado a suas técnicas de avaliação, de diagnóstico e de intervenção no ambiente académico-científico da antiga URSS; c) a partir dos anos 70, particularmente nas décadas de 80 e 90 do século passado, alguns trabalhos haviam começado a ser publicados em espanhol, não apenas em Espanha mas por toda a América Latina. Exemplos do exposto são os trabalhos editados pela Editora Trillas no México, Editorial Prensa Creativa na Colômbia, e Editorial Paidós na Argentina que haviam publicado em comum mais de 20 textos clássicos no campo da Neuropsicología (fortemente baseados nas teorias de Luria); d) finalmente Ardilla (1999) refere que o interesse pelos temas teóricos na Neuropsicologia teve um papel fundamental no desenvolvimento destas disciplinas (em aspectos como a avaliação e intervenção) em Espanha e nos países latino-americanos (Cf. também Kaczmarek, 1999).

Não se conhecem em Portugal traduções de obras de Luria para o português lusitano. As traduções de suas obras, para o português, são realizadas essencialmente por editoras Brasileiras. A obra *The Mind of A Mnemonist - A Little Book about a Vast Memory* (Luria, 1968), e *The Making of Mind of Mind* (1992) são alguns dos exemplos mais conhecidos.

Curiosamente, a maior divulgação das ideias de Luria, junto a investigadores ou eventos portugueses está mais relacionada com o campo Vigotskyano (e Luriano) académico-educativo, relacionado com os conhecimentos do desenvolvimento da linguagem e pensamento, e as intervenções escolares, bem como as relações sociais participantes na resolução das tarefas (Aires, 2005). Alguns exemplos são os trabalhos de Lins (1994) e Pimm (1994) no campo do ensino e da matemática e Aires (2005) na Educação de Adultos.

O interesse pela possibilidade de, através de um modelo avaliador ajustado, classificar (medir, mensurar) a função (ou disfunção) de um sistema de funções potencialmente localizadas em uma determinada área cerebral foi adoptado ao longo da história do desenvolvimento da Psicologia e particularmente da Neuropsicología (da vasta obra de A.R. Luria destacam-se os livros *O cérebro em Acção, A mente de um Mnemonista, etc.*).

De acordo com Christensen & Caetano (1999) a primeira tradução dos trabalhos mais conhecidos de Luria para idiomas como o inglês foi encetado por Basil Haigh, com a obra *Higher Cortical Function in Man* (Luria, 1966), tendo o trabalho de 1973, *The Working Brain*, sido traduzido para o Dinamarquês em 1975. Este é também o ano onde Christensen publica a sua bateria de avaliação *Luria's Neuropsychological Investigation* (LNI) e introduz a metodologia de Luria no mundo da Neuropsicologia Clínica ocidental (Christensen & Caetano, 1999). É pelas mãos desta autora que chega ao mundo ocidental a primeira descrição clínico-científica de um paciente com um quadro semiológico de convulsões e um tumor parietal direito avaliado de forma estructurada com a metodologia de Luria (Christensen, 1979), nomeadamente com a LNI. Este caso clínico foi apresentado à comunidade científica num congresso internacional de uma Sociedade Neuropsicológica Internacional e editada no mesmo ano na revista *Journal of Clinical Neuropsychology*.

Alguns anos depois da sua morte, diversos foram os trabalhos dedicados específicamente à vida e obra de Luria (sem considerar os artigos e os trabalhos baseados na tradição Luriana). Em 1999 Glozman traduziu um artigo a que se atribuíu a autoria de Luria (1999, a *título póstumo*) apresentando alguns dos seus testes e história clínica a ser utilizados no exame neuropsicológico. Como exemplo de trabalhos recentes, de referência, temos *Alexander Romanovich Luria, A Scientific Biography* (2001), editada por Homskaya, ela própia uma colaboradora directa e co-autora de algumas publicações de Luria.

Para Stetsenko (2003) o livro escrito e editado por Homskaya devería ser de interesse para um grande número dos psicólogos por diversas razões:

*"Primeiro, a vida de Alexander Luria é notável (...) representando uma 'espécie' rara dos investigadores com*

*um conhecimento extenso, quase enciclopédico, e competências em campos tão diversos como a biologia, psiquiatria, antropologia, medicina, fisiologia, neurofisiologia, psicologia, ciência forense e linguística.*

*O alcançe e a profundidade dos seus trabalhos são notáveis na maioria destes campos e, devido à profundidade e ao interesse das suas obras, Luria pode-se comparar aos escolásticos mais brilhantes da história da civilização"* (p. 93-94).

A autora refere que a sua contribuição continua a ser ainda mais relevante se considerarmos que a sua vida científica e clínica foi desenvolvida e baseada durante alguns dos períodos mais dramáticos da história moderna, chegando Stetsenko (2003) a referir que a sua obra é quase um desafio à lei das probabilidades, por todos os obstáculos que encontrou no seu tempo.

Desde a morte de Luria, em 1977, a avaliação neuropsicológica veio a desenvolver-se de forma poderosa, não unicamente no que toca aos métodos de avaliação mas também no que concerne aos trabalhos dedicados ao tema. Contudo, as principais escolas representativas dos grandes paradigmas teórico-prácticos são a Escola Britânica, a Russa e a Norte-Americana (Tupper, 1999).

Para terminar este ponto, a pergunta central posta poderia ser: *¿el análisis del funcionamiento (de la performance) neuropsicológico de un determinado sujeto medible con un* *sistema más o menos estándar de pruebas permite establecer inferencias refiriéndose a su funcionamiento en otras situaciones de la vida del sujeto? Más que esto ¿Será que el análisis de sus resultados en pruebas neuropsicológicas permite establecer inferencias que se refieren a las cuestiones importantes del funcionamiento del sujeto en tareas cuotidianas, permitiendo, en sentido inverso, comprender el resultado de determinadas afecciones o lesiones cerebrales?*

Isso é o que tentaremos expôr a seguir!

A preocupação referente ao modelo de Luria no que refere ao seu conceito do sistema nervoso central, particularmente do cérebro na determinação dos processos cognitivos superiores, não deve ser dissociada da sua opinião referente à evolução sofrida pela Psicologia, específicamente no papel que esta ciência conquistou no estudo dos laboratórios experimentais e dos processos cognitivos superiores.

Luria (1973) referia já no seu tempo e desde várias décadas, que a Psicologia alcançava características de Ciência. Contudo, com os trabalhos de Vigostky, Leontiev e do prórpio Luria, a Psicologia começou a transcender-se. Com esta ideia, Luria sustentava que a Psicologia como ciência, apresentava um passado muito recente, sendo contudo verificada uma tentativa de compreender os mecanismos psíquicos e as conductas humanas desde um passado bastante remoto. Na obra referida, Luria sustenta que, por um determinado período de tempo, as filosofias idealistas e o papel da própria ideologia religiosa fundamentavam o facto de o Homem compreender a sua própria consciência como expressão da sua vida espiritual, não logrando assim esta dimensão espiritual ser regida pelas mesmas regras de natureza material, não devendo assim a sua análise centrar-se numa perspectiva de explicação causal dos fenómenos. Para Luria (1973), Vigotsky (1896-1934) foi um dos marcos precursores para o desenvolvimento posterior do que foi conceptualizado de "*Ciência Psicológica*". Como recorda Ivic (1994), apesar de Vygotsky não apresentar uma instrução formal em Psicologia (pelo menos como hoje a mesma é considerada, nos nossos meios académicos), este autor foi cognominado de "*Mozart da Psicologia*" (Tolmin, In Ivic, 1994, 471). Parece ainda conveniente referir que Luria não defendia que, anteriormente, não tivessem sido feitos esforços, histórica e académicamente reconhecidos, no sentido da *cientifização* da Psicologia. Para Luria, a Psicologia, procurando consolidar-se como uma ciência, seguiu duas grandes direcções. Uma delas relacionava-se com o que se denominou de abordagem científico-natural dos fenómenos, centrando-se na análise e explicação dos processos psicofisiológicos mais elementares. A outra abordagem baseava-se nos fenómenos humanos complexos da vida consciente. Para Luria, esta perspectiva centrou-se na sua descrição das manifestações subjectivas, considerando-as essencialmente manifestação ou "*expressão do espírito, renunciando à análise científica e causal das mesmas*" (1973, p. 13). Luria (1976) reforça o facto de Vigotsky defender que, para que se possa avaliar e compreender as formas mais elevadas da actividade mental humana em todas as suas características e atributos devemos ser capazes de ir mais além dos limites do organismo e, sem que alguém se restringa ao estudo dos processos que se observam no desenvolvimento natural, com atenção à análise das formas da actividade humana que se desenvolvem a partir e numa determinada história da sociedade, na história da utilização de ferramentas de trabalho, bem como na história da comunicação humana através do desenvolvimento da linguagem (Prefácio, p. xi). Devido aos esforços no árduo estudo dos processos mentais humanos, Vigotsky é variadas vezes considerado como um dos principais contribuintes daquilo a que se pode considerar a Psicologia científica relacionada com os aspectos da actividade superior humana, como o desenvolvimento do pensamento e da linguagem (Itzigsohn, 1934).

Itzigsohn (1934) recorda-nos que Vigotsky defendia a sua visão da Psicologia numa filosofia materialista dialéctica em que a compreenssão da actividade psicológica humana deveria basear-se em evitar duas perspectivas que o autor considerava extremistas: "*por un lado, era opositor de la tentativa de 'biologizar' la psicología, criticando de forma particular autores como algunos discípulos de Bejterev y el conductualismo de Watson, y por otro lado la perspectiva tradicional de la psicología que postulaba las funciones psíquicas como producto de la actividad de un psiquismo autónomo, abstraído del medio"* (p. 7-8).

No seu livro *"Pensamiento y Lenguaje"* realçam-se o porquê de a teoria Vigotskiana haver sido diversas vezes caracterizada como a *"Teoria do desenvolvimento cultural das funções psíquicas"*, uma vez que este postula que, a par com o desenvolvimento genético de um individuo no ser estático e uni-determinado, o desenvolvimento do ser humano e das suas dimensões cognitivas sofreram ao longo do desenvolvimento ontogenético e filogenético, numa espécie de legado poligénico multifactorial, ou seja, a acção do desenvolvimento histórico-cultural do Homem. Desta forma, ao largo da história de vida e do seu desenvolvimento filogenético as bases biológicas humanas condicionariam o que o ser humano seria capaz de alcançar no que concerne à realização no meio, bem como a sua história de desenvolvimento sócio-histórico, condicionando o seu desenvolvimento biológico.

Itzigsohn (1934) refere que este é um dos postulados que mais críticas sofreu por parte dos seus opositores na medida em que alguns autores como Rubinstein referiam parecer haver, nas teorias Vigotskianas, uma superposição entre uma perspectiva de desenvolvimento mais biológica (típica de desenvolvimento em crianças normativas) e uma perspectiva mais centrada nas regras do desenvolvimento histórico-social - quando por exemplo se procura explicar o desvio a uma norma determinada). Contudo, como refere Itzigsohn (1934),

Vigotsky e seus colaboradores como Luria e Leontiev, nunca perderam de vista a *psyché* enquanto uma faculdade característica do ser humano, defendendo todavia que essa mesma *psyché* actuava sobre um órgão material, o cérebro, cujas leis adquiririam novas formas e seriam modeladas pela história da sociedade. Neste sentido, Luria (1973) referiu que a análise neuropsicológica dos processos de linguagem foi fundamental para a posterior tentativa de compreensão de um dos desafios mais exigentes à Psicologia moderna (do seu tempo): a compreensão das formas superioras dos mecanismos de atenção e activação (N.T. para uma determinada conduta). Green (1996) refere que, neste sentido, o termo cognitivismo remete não para uma visão puramente *mentalista* das funções superioras humanas, mas sim às funções cognitivas às quais se pode aplicar leis de análises do que é verdadeiro ou falso ou, de forma mais cuidadosa, leis que garantam o mínimo de condições satisfactórias de análises dos processos cognitivos. Luria (1973) refere que Vigotsky, por todas as cotribuições que contribuíram para a compreensão das funções cerebrais superioras permitiram o surgimento da Neuropsicologia como uma disciplina formalizada.

De acordo com Luria (1973) diversos autores defenderam a teoria da localização de funções cerebrais partindo da verificação que a estimulação ou exclusão de determinadas áreas corticais normalmente provoca alterações em conjuntos de acções ou de tarefas específicas que se acredita estarem sob o controlo directo de uma determinada área cerebral. Aleksey N. Leontiev, um dos alunos mais conhecidos de Vigotsky, devido a esta visão funcionalista cerebral, utilizava frequentemente o termo "*órgão funcional*", referindo-se ao cérebro, uma vez que no seu processo de desenvolvimento ontogenético, foi capaz de confrontar-se com novas tarefas devido à sua capacidade de formar "*novos órgãos funcionais*" todavia também ao facto de criar novos sistemas funcionais adaptáveis (Luria, 1976). Luria defende que a utilização do termo (FUNÇÃO) deve ser compreendida como "*a função de um conjunto tecidular particular*" e que tal utilização "*é incontestávelmente lógica*". Esta perspectiva, de acordo autores como Das (1999) e Glozman (1999) é sobejamente conhecida pela comunidade científica como reflexo do modelo mais flexível e compreensivo no que se refere à avaliação neuropsicológica. Em obras clássicas de Luria (1966, 1973, 1975, 1980) e Christensen (1974) são postuladas as necessidades de avaliar as disfunções cerebrais a partir de uma análise dos processos mais básicos, *i.e.*, dos factores comuns subjacentes às actividades psicológicas complexas. Como referido por Adams (1980; *in* Glozman, 1999) esta perspectiva apresenta uma fusão entre as perspectivas estructuralistas e funcionalistas. Assim, o modelo Luriano propõe uma análise inicial da sintomatologia apresentada pelo sujeito, ou seja, a análise das disfunções primárias, seguida de uma análise integrativa dos factores comuns, bem como uma análisie das afecções secundárias, *i.e.*, do disfuncionamento causado ao nível dos processos psicológicos superiores complexos (Glozman, 1999). Para a experiência humana, funções ou fenómenos tais como os comportamentos, as emoções, a consciência, *etc.*, não podem ser reduzidos a uma visão *localizacionista* num tecido cerebral único. Mais que o referido, devem ser compreendidos como o resultado da interacção de várias estructuras particulares interactuando de forma interdependente.

Ainda que seja complexo apresentar uma versão resumida do modelo de Luria, no que concerne à organização do sistema nervoso na sua tarefa de coordenação das funções cognitivas ditas superioras, procuraremos de seguida apresentar uma pequena esquematização do seu modelo. Luria desenvolveu de forma bastante expansiva as suas ideias ao largo das várias publicações, mais específicamente na sua obra *The working Brain* (Luria, 1973). Para Luria, várias áreas e regiões macro-anatómicas cerebrais auxiliam-se entre si no assegurar do controlo das chamadas funções cognitivas humanas. Na mesma linha de Vigotsky, Luria referia que seria possivel estudar de forma causualística a determinação destas funções cognitivas e a sua relação com as referidas áreas / regiões cerebrais e as suas interacções respectivas. O resultado destas interacções, e em oposição às possíveis unidades anatómicas, Luria chamou "*Unidades Funcionais*", subcategorizando-as em três "*Unidades*". De forma bastante detalhada na sua obra *The Working Brain*, Luria refere que estas três unidades funcionais não actuam de forma isolada com relação a cada uma delas; mas sim que, em última instância, Luria refere que nenhuma unidade funcional ou região cerebral actua de forma independente numa determinada "*acção humana*". A reflexão acerca do conceito de **função** obriga-nos a ser acompanhada de uma reflexão sobre o termo **localizaçao** (Cf. Luria, 1973).

Da mesma forma que se defende que uma dada função pode estar localizada num determinado conjunto celular ou que outras funções requerem a actuação de variadas estructuras, da mesma forma se postula, quanto à terminologia *localização cerebral*, um carácter de implicação funcional. Ou seja, quando falamos em funções como a actividade cerebral, a consciência, a integração sensorial, de entre outras, é necessário percebe-las como sendo possibilitadas pela acção do que Luria (1973) chamou de um conjunto organizado em sistemas de zonas trabalhando concertadamente, cada uma das quais desempenhando um papel específico num sistema funcional complexo. Para além deste carácter sistemático, este autor defende ainda que a localização das funções mentais superioras nos humanos, "*nunca é estática, ou constante, mas sim adapta-se e desenvolve-se, nomeadamente ao longo do crescimento infantil e, posteriormente, sob a acção do treino*".

Apenas como curiosidade refere-se que as primeiras referências científicas ao desenvolvimento das habilidades infantis remontam, de acordo com Feld (1998) ao relato de Tiedman (1787) na Alemanha, acerca do desenvolvimento de uma criança em particular. Feld (1998) refere que é apenas em 1877 que chega ao conhecimento público de uma história relativamente detalhado do desenvolvimento de um dos filhos de Charles Darwin, apresentada pelo próprio Darwin, que terá escrito "*Mi primer hijo nació el 27 de diciembre de 1839, y enseguida comencé a tomar notas desde el principio de las distintas habilidades de que daba muestras, porque estaba convencido, incluso en estos primeros momentos, de que todos los más complejos y finos matices de expresión debían tener un origen natural y gradual*". [Darwin C. Abiographical sketch of an infant. Mind 2: 285 (See Dev. Med Child. Neurol., Supp, 24, 1944)].

Voltemos a Luria...

Dada a relevância deste aspecto para a percepção do funcionamento neuropsicológico e a respectiva avaliação transcreveremos uma parte da referida obra de Luria (*The Working Brain*, 1973, pp. 33):

"Esta alteración en la relación entre los procesos psicológicos básicos lleva a alteraciones en los sistemas básicos de la corteza, en la base de la cual estos mismos procesos serán tomados de manifiesto.

Consecuentemente, en el niño muy joven, una lesión de las zonas corticales responsables por una forma relativamente elemental de la actividad mental (por ejemplo, la corteza visual) elicita invariablemente, como un efecto "sistémico" o secundario, al desarrollo imperfecto de estructuras superiores que asientan en estas zonas más básicas. En el adulto, en quién habían sido formados estos sistemas complejos como tendrán que tener una influencia decisiva en la organización de formas más simples de actividad, una lesión en áreas "inferiores" no es más importante de que si esta lesión se verifica en períodos precoces en estadios del desarrollo. En contraste, lesiones de áreas superiores conducen a la desintegración de las funciones más elementales, que por esa altura habían adquirido una estructura compleja y habían comenzado a depender íntimamente de la más organizada de las actividades".

Para Luria esta é uma das principais proposições introduzidas pelos investigadores da reconhecida Psicologia Soviética à teoria da *"localização dinâmica"* das funções mentais superioras. Assim, em neuropsicologia, nomeadamente no campo da avaliação neuropsicológica, a função do neuropsicólogo não é a *"localização"* dos processos mentais humanos superiores, mas sim analisar de uma forma bem sustentada as zonas do córtex cerebral responsáveis pela *performance* da actividade mental complexa; bem como "*a contribuição de cada uma dessas zonas para o sistema funcional complexo; e como a relação entre este trabalho concertado de diferentes partes do cérebro na sua performance humana é alterada ao longo dos diferentes estádios de desenvolvimento"* (Luria, 1973, p. 35).

Quanto ao referido, Korkman (1999) sustenta que, se queremos considerar uma dada função ou processos cognitivos, devemos considerá-los como sistemas funcionais caracterizados por módulos específicos, estando contudo conectados de forma complexa com um conjunto de sub-processos ou componentes. Como exemplo, Korkman apresenta um extracto das categorizações de Luria, quando seleccionadas determinadas funções dos seres humanos (quadro 2).

De acordo com o quadro 2, um determinado processo ou conjunto de processos, como por exemplo a resolução de um problema, implicaria um conjunto de sub-procesos, de certa forma independentes, sendo necessária a prossecução concertada da tarefa em questão. De forma resumida, e nas palavras de Luria (1973) o papel da Neuropsicologia remete assim para a avaliação da organização cerebral dos processos mentais humanos.

| Cuadro 2 Componentes de los Procesos Cognitivos de acuerdo con Luria * | | |
|---|---|---|
| Funciones | / | Procesos Cognitivos |
| Atención | | Percepciones |
| Regulación del estado de vigilancia y niveles de actividad | | Campo visual |
| Atención selectiva a estímulos biológicos | | Percepción del propio cuerpo y respectivo |

| | |
|---|---|
| relevantes<br>  Regulación verbal, atención dirigida para objetivos<br>  Inhibición de estímulos y impulsos irrelevantes<br>**Lenguaje**<br>  Discurso interno<br>  Programación motora de articulaciones sucesivas<br>  Articulación basada en el *feedback* cinestésico<br>  Memoria acústica<br>  Recuperación léxico-semántica, denominación<br>  Aspectos lógico-gramaticales<br>**Movimiento y acción**<br>  Intención y planeamiento<br>  Organización dinámica de series motoras<br>  *Feedback* aferente (sensaciones visuales, táctiles, *etc.*)<br>  Orientación de los movimientos en el espacio | espacio circundante<br>  Análisis y síntesis visual<br>  Percepción de las coordenadas espaciales<br>  Habilidad constructiva<br>**Memoria y aprendizaje**<br>  Auditiva-verbal<br>  Viso-espacial<br>  Codificación y almacenamiento a largo-plazo<br>  Preservación *vs* inhibición de los trazos mnésicos<br>  Memorización activa<br>**Ejemplo de una actividad compleja – Resolución de Problemas**<br>  Análisis de las condiciones<br>  Formación de estrategias<br>  Ejecución de planos<br>  Evaluación |

\* (traducido y adaptado de Korkman, 1999, p. 89-90)

A preocupação referente ao modelo de Luria no que refere ao seu conceito do sistema nervoso central, particularmente do cérebro na determinação dos processos cognitivos superiores, não deve ser dissociada da sua opinião referente à evolução sofrida pela Psicologia, especificamente no papel que esta ciência conquistou no estudo dos laboratórios experimentais e dos processos cognitivos superiores.

Luria (1973) referia já no seu tempo e desde várias décadas, que a Psicologia alcançava características de Ciência. Contudo, com os trabalhos de Vigostky, Leontiev e do próprio Luria, a Psicología começou a transcender-se. Com esta ideia, Luria sustentava que a Psicologia como ciência, apresentava um passado muito recente, sendo contudo verificada uma tentativa de compreender os mecanismos psíquicos e as conductas humanas desde um passado bastante remoto. Na obra referida, Luria sustenta que, por um determinado período de tempo, as filosofias idealistas e o papel da própria ideologia religiosa fundamentavam o facto de o Homem compreender a sua própria consciência como expressão da sua vida espiritual, não logrando assim esta dimensão espiritual ser regida pelas mesmas regras de natureza material, não devendo assim a sua análise centrar-se numa perspectiva de explicação causal dos fenómenos. Para Luria (1973), Vigotsky (1896-1934) foi um dos marcos precursores para o desenvolvimento posterior do que foi conceptualizado de *"Ciência Psicológica"*. Como recorda Ivic (1994), apesar de Vygotsky não apresentar uma instrucção formal em Psicologia (pelo menos como hoje a mesma é considerada, nos nossos meios académicos), este autor foi cognominado de *"Mozart da Psicología"* (Tolmin, In Ivic, 1994, 471). Parece ainda conveniente referir que Luria não defendia que, anteriormente, não tivessem sido feitos esforços, histórica e académicamente reconhecidos, no sentido da *cientifização* da Psicología. Para Luria, a Psicología, procurando consolidar-se como uma ciência, seguiu duas grandes direcções. Uma delas relacionava-se com o que se denominou de abordagem científico-natural dos fenómenos, centrando-se na análise e explicação dos processos psicofisiológicos mais elementares. A outra abordagem baseava-se nos fenómenos humanos complexos da vida consciente. Para Luria, esta perspectiva centrou-se na sua descrição das manifestações subjectivas, considerando-as essencialmente manifestação ou "*expressão do espirito, renunciando à análise científica e causal das mesmas*" (1975, p. 13). Luria (1976) reforça o facto de Vigotsky defender que, para que se possa avaliar e compreender as formas mais elevadas da actividade mental humana em todas as suas características e atributos devemos ser capazes de ir mais além dos limites do organismo e, sem que alguém se restringa ao estudo dos processos que se observam no desenvolvimento natural, com atenção à análise das formas da actividade humana que se desenvolvem a partir e numa determinada história da sociedade, na história da utilização de ferramentas de trabalho, bem como na história da comunicação humana através do desenvolvimento da linguagem (Prefácio, p. xi). Devido aos esforços no árduo estudo dos processos mentais humanos, Vigotsky é variadas vezes considerado como um dos principais contribuintes daquilo a que se pode considerar a Psicologia científica relacionada com os aspectos da actividade superior humana, como o desenvolvimento do pensamento e da linguagem (Itzigsohn, 1934). Itzigsohn (1934) recorda-nos que Vigotsky defendia a sua visão da Psicologia numa filosofia materialista dialéctica em que a compreenssão da actividade psicológica humana deveria basear-se em evitar duas perspectivas que o autor considerava extremistas: "*por un lado, era opositor de la tentativa de 'biologizar' la psicología, criticando de forma particular autores como algunos discípulos de Bejterev y el conductualismo de Watson, y por otro lado la perspectiva tradicional de la psicología que postulaba las funciones psíquicas como producto de la actividad de un psiquismo autónomo, abstraído del medio"* (p. 7-8). No seu livro "Pensamiento y Lenguaje" realçam-se o porquê de a teoria Vigotskiana haver sido diversas vezes caracterizada como a *"Teoria do desenvolvimento cultural das funções psíquicas"*, uma vez que este postula que, a par com o desenvolvimento genético de um individuo no ser estático e uni-determinado, o desenvolvimento do ser humano e das suas dimensões cognitivas sofreram ao longo do desenvolvimento ontogenético e filogenético, numa espécie de legado poligénico multifactorial, ou seja, a acção do desenvolvimento histórico-cultural do Homem. Desta forma, ao largo da história de vida e do seu desenvolvimento filogenético as bases biológicas humanas condicionariam o que o ser humano seria capaz de alcançar no que concerne à realização no meio, bem como a sua história de desenvolvimento sócio-histórico, condicionando o seu desenvolvimento biológico.

Itzigsohn (1934) refere que este é um dos postulados que mais críticas sofreu por parte dos seus opositores na medida em que alguns autores como Rubinstein referiam parecer haver, nas teorias Vigotskianas, uma superposição entre uma perspectiva de desenvolvimento mais biológica (típica de desenvolvimento em crianças normativas) e uma perspectiva mais centrada nas regras do desenvolvimento histórico-social (quando por exemplo se procura explicar o desvio a uma norma determinada). Contudo, como refere Itzigsohn (1934), Vigotsky e seus colaboradores como Luria e Leontiev, nunca perderam de vista a *psyché* enquanto uma faculdade característica do ser humano, defendendo todavia que essa mesma *psyché* actuava sobre um órgão material, o cérebro, cujas leis adquiririam novas formas e seriam modeladas pela história da sociedade. Neste sentido, Luria (1973) referiu que a análise neuropsicológica dos processos de linguagem foi fundamental para a posterior tentativa de compreensão de um dos desafios mais exigentes à Psicologia moderna (do seu tempo): a compreensão das formas superiores dos mecanismos de atenção e activação (N.T. para uma determinada conduta). Green (1996) refere que, neste sentido, o termo cognitivismo remete não para uma visão puramente *mentalista* das funções superiores humanas, mas sim às funções cognitivas às quais se pode aplicar leis de análises do que é verdadeiro ou falso ou, de forma mais cuidadosa, leis que garantam o mínimo de condições satisfactórias de análises dos processos cognitivos. Luria (1966) refere que Vigotsky, por todas as contribuições que contribuiram para a compreensão das funções cerebrais superiores permitiram o surgimento da Neuropsicologia como uma disciplina formalizada.

De acordo com Luria (1973) diversos autores defenderam a teoria da localização de funções cerebrais partindo da verificação que a estimulação ou exclusão de determinadas áreas corticais normalmente provoca alterações em conjuntos de acções ou de tarefas específicas que se acredita estarem sob o controlo directo de uma determinada área cerebral. Aleksey N. Leontiev, um dos alunos mais conhecidos de Vigotsky, devido a esta visão funcionalista cerebral, utilizava frequentemente o termo "*órgão funcional*", referindo-se ao cérebro, uma vez que no seu processo de desenvolvimento ontogenético, foi capaz de confrontar-se com novas tarefas devido à sua capacidade de formar "*novos órgãos funcionais*" todavia também ao facto de criar novos sistemas funcionais adaptáveis (Luria, 1976). Luria defende que a utilização do termo (FUNÇÃO) deve ser compreendida como "*a função de um conjunto tecidular particular*" e que tal utilização "*é incontestávelmente lógica*". Esta perspectiva, de acordo autores como Das (1999) e Glozman (1999) é sobejamente conhecida pela comunidade científica como reflexo do modelo mais flexível e compreensivo no que se refere à avaliação neuropsicológica. Em obras clássicas de Luria (1966, 1973, 1980) e Christensen (1974) são postuladas as necessidades de avaliar as disfunções cerebrais a partir de uma análise dos processos mais básicos, *i.e.*, dos factores comuns subjacentes às actividades psicológicas complexas. Como referido por Adams (1980; *in* Glozman, 1999) esta perspectiva apresenta uma fusão entre as perspectivas estructuralistas e funcionalistas. Assim, o modelo Luriano propõe uma análise inicial da sintomatologia apresentada pelo sujeito, ou seja, a análise das disfunções primárias, seguida de uma análise integrativa dos factores comuns, bem como uma análise das afecções secundarias, *i.e.*, do disfuncionamento causado ao nível dos processos psicológicos superiores complexos (Glozman, 1999). Para a experiência humana, funções ou fenómenos tais como os comportamentos, as emoções, a consciência, *etc.*, não podem ser reduzidos a uma visão *localizacionista* num tecido cerebral único. Mais que o referido, devem ser compreendidos como o resultado da interacção de várias estructuras particulares interactuando de forma interdependente.

Ainda que seja complexo apresentar uma versão resumida do modelo de Luria, no que concerne à organização do sistema nervoso na sua tarefa de coordenação das funções cognitivas ditas superioras, procuraremos de seguida apresentar uma pequena esquematização do seu modelo. Luria desenvolveu de forma bastante expansiva as suas ideias ao largo das várias publicações, mais específicamente na sua obra The working Brain (Luria, 1973). Para Luria, várias áreas e regiões macro-anatómicas cerebrais auxiliam-se entre si no assegurar do controlo das chamadas funções cognitivas humanas. Na mesma linha de Vigotsky, Luria referia que seria possivel estudar de forma causualística a determinação destas funções cognitivas e a sua relação com as referidas áreas / regiões cerebrais e as suas interacções respectivas. O resultado destas interacções, e em oposição às possíveis unidades anatómicas, Luria chamou "*Unidades Funcionais*", subcategorizando-as em três "*Unidades*". De forma bastante detalhada na sua obra *The Working Brain*, Luria refere que estas três unidades funcionais não actuam de forma isolada com relação a cada uma delas; mas sim que, em última instância, Luria refere que nenhuma unidade funcional ou região cerebral actua de forma independente numa determinada "*acção humana*". A reflexão acerca do conceito de **função** obriga-nos a ser acompanhada de uma reflexão sobre o termo **localizaçao** (Cf. Luria, 1973).

Da mesma forma que se defende que uma dada função pode estar localizada num determinado conjunto celular ou que outras funções requerem a actuação de variadas estructuras, da mesma forma se postula, quanto à terminologia *localização cerebral*, um carácter de implicação funcional. Ou seja, quando falamos em funções como a actividade cerebral, a consciência, a integração sensorial, de entre outras, é necessário percebe-las como sendo possibilitadas pela acção do que Luria (1973) chamou de um conjunto organizado em sistemas de zonas trabalhando concertadamente, cada uma das quais desempenhando um papel específico num sistema funcional complexo. Para além deste carácter sistemático, este autor defende ainda que a localização das funções mentais superioras nos humanos, "*nunca é estática, ou constante, mas sim adapta-se e desenvolve-se, nomeadamente ao longo do crescimento infantil e, posteriormente, sob a acção do treino".*

Dada a relevância deste aspecto para a percepção do funcionamento neuropsicológico e a respectiva avaliação transcreveremos uma parte da referida obra de Luria (*The Working Brain*, 1973, pp. 33):

"Esta alteración en la relación entre los procesos psicológicos básicos lleva a alteraciones en los sistemas básicos de la corteza, en la base de la cual estos mismos procesos serán tomados de manifiesto. Consecuentemente, en el niño muy joven, una lesión de las zonas corticales responsables por una forma relativamente elemental de la actividad mental (por ejemplo, la corteza visual) elicita invariablemente, como un efecto "sistémico" o secundario, al desarrollo imperfecto de estructuras superiores que asientan en estas zonas más básicas. En el adulto, en quién habían sido formados estos sistemas complejos como tendrán que tener una influencia decisiva en la organización de formas más simples de actividad, una lesión en áreas "inferiores" no es más importante de que si esta lesión se verifica en períodos precoces en estadios del desarrollo. En contraste, lesiones de áreas superiores conducen a la desintegración de las funciones más elementales, que por esa altura habían adquirido una estructura compleja y habían comenzado a depender íntimamente de la más organizada de las actividades".

Para o autor esta é uma das principais proposições introduzidas pelos investigadores da reconhecida Psicologia Soviética à teoria da *"localização dinâmica"* das funções mentais superioras. Assim, em neuropsicologia, nomeadamente no campo da avaliação neuropsicológica, a função do neuropsicólogo não é a *"localização"* dos processos mentais humanos superiores, mas sim analizar de uma forma bem sustentada as zonas do córtex cerebral responsáeis pela *performance* da actividade mental complexa; bem como *"a contribuição de cada uma dessas zonas para o sistema funcional complexo; e como a relação entre este trabalho concertado de diferentes partes do cérebro na sua performance humana é alterada ao longo dos diferentes estádios de desenvolvimento"* (Luria, 1973, p. 35).

Quanto ao referido, Korkman (1999) sustenta que, se queremos considerar uma dada função ou processos cognitivos, devemos considerá-los como sistemas funcionais caracterizados por módulos específicos, estando contudo conectados de forma complexa com um conjunto de sub-processos ou componentes. Como exemplo, Korkman apresenta um extracto das categorizações de Luria, quando seleccionadas determinadas funções dos seres humanos (quadro 2).

De acordo com o quadro 2, um determinado processo ou conjunto de processos, como por exemplo a resolução de um problema, implicaria um conjunto de sub-processos, de certa forma independentes, sendo necessária a prossecução concertada da tarefa em questão. De forma resumida, e nas palavras de Luria (1973) o papel da Neuropsicologia remete assim para a avaliação da organização cerebral dos processos mentais humanos.

| Cuadro 2 Componentes de los Procesos Cognitivos de acuerdo con Luria * | | |
|---|---|---|
| Funciones | / | Procesos Cognitivos |
| Atención | | Percepciones |

| | |
|---|---|
| Regulación del estado de vigilancia y niveles de actividad | Campo visual |
| Atención selectiva a estímulos biológicos relevantes | Percepción del propio cuerpo y respectivo espacio circundante |
| Regulación verbal, atención dirigida para objetivos | Análisis y síntesis visual |
| Inhibición de estímulos y impulsos irrelevantes | Percepción de las coordenadas espaciales |
| **Lenguaje** | Habilidad constructiva |
| Discurso interno | **Memoria y aprendizaje** |
| Programación motora de articulaciones sucesivas | Auditiva-verbal |
| Articulación basada en el *feedback* cinestésico | Viso-espacial |
| Memoria acústica | Codificación y almacenamiento a largo-plazo |
| Recuperación léxico-semántica, denominación | Preservación *vs* inhibición de los trazos mnésicos |
| Aspectos lógico-gramaticales | Memorización activa |
| **Movimiento y acción** | **Ejemplo de una actividad compleja – Resolución de Problemas** |
| Intención y planeamiento | Análisis de las condiciones |
| Organización dinámica de series motoras | Formación de estrategias |
| *Feedback* aferente (sensaciones visuales, táctiles, *etc.*) | Ejecución de planos |
| Orientación de los movimientos en el espacio | Evaluación |

\* (traducido y adaptado de Korkman, 1999, p. 89-90)

Sumariando, Luria apresentou o cérebro como sendo organizado em três sistemas funcionais (Castaño, 2003; Donoso, 1976), mais particularmente em três unidades funcionais, bem caracterizadas na sua obra clássica, *Higher Cortical Functions in Man* (1966):

## Primeira Unidade Funcional

Funções tradicionalmente atribuídas ao tronco cerebral (nomeadamente parte do sistema reticular ascendente) e ao sistema límbico; desempenha um papel importante no controlo da excitação, sono-vigília e mecanismos de excitação. Suas numerosas e diversificadas ramificações para regiões corticais e subcorticais permitim uma abrangência clara da pessoa.

Perda de consciência resultante de lesão cerebral é geralmente associada com disfunção ou danos nesta unidade.

De forma muito básica, esta unidade garante um conjunto de funções que afetam significativamente o funcionamento biológico (ciclo vigília-sono, respiração, temperatura, metabolismo, sistema de homeostase, etc.) com clara relevância para a preservação das espécies, na medida em que regula sistemas críticos como sistemas endócrino e imunológico; é ainda importante para este primeiro funcionamento emocional (medo, raiva, ansiedade) e cognitivo (memória, atenção, processamento de estímulos, etc.) unidade.

**Segunda Unidade Funcional**

Cobre o córtex posterior, incluindo o occipital, parietal e lobos temporais. Dada a localização dos Lobos Temporais, que desempenham um papel crucial através da primeira e terceira unidades, mais ainda desempenha funções principais ao nível da segunda unidade funcional.

A principal função da segunda unidade funcional abrange a sensação e a percepção. Os lobos são diferenciados por áreas primárias, secundárias e terciárias, onde sensações e percepções são integradas em níveis significativos de complexidade crescente. As principais áreas (princípio primário) são essencialmente responsáveis pelo registro de estímulos (sensação), princípio secundário, permitir a integração dessas informações, tornando-se uma percepção, e terciário permitir a integração de sistemas de informação, dos mais simples aos mais complexos.

**Terceira Unidade Funcional**

Este sistema é aquele que precisa de mais tempo para se desenvolver plenamente enquanto seja extremamente sensível a perturbações ou danos cerebrais. A sua principal função é manter o controlo executivo sob os processos intelectuais dos seres humanos (do mais simples ao mais complexo).

Do ponto de vista macro anatómico esta unidade corresponde aos lobos frontais, tal como referido acima, como sendo independente e responsável pelo funcionamento do cérebro, estabelecendo inter-relações com outras partes do cérebro, sendo de particular importância as fibras que conectam com o sistema límbico e a primeira unidade funcional. Por exemplo, a ligação a jusante da primeira unidade funcional (particularmente provenientes dos lobos frontais, ou a terceira unidade funcional na sua totalidade), produzindo normalmente, quando necessário, uma redução na excitação.

Desta forma, é através do funcionamento integrado deste sistema que podemos manter funções complexas como pensar, manter conductas organizadas e orientadas para um determinado objectivo, bem como a manutenção de níveis adequados de actividade cerebral (e.g. controlo funcional do *arousal* máximo num determinado momento).

Como veremos mais adiante este sistema seria responsável, de uma forma global, pelo controlo e coordenação de um conjunto de funções, das mais básicas às mais complexas (e.g. Luria, Homskaya, Blinkóv & Critchley, 1967), assegurando assim uma coordenaçao funcional para as várias tarefas instrumentais, emocionais ou cognitivas, do ser humano (Lyons, 1999).

De especial relevância para a terceira unidade, os Lobos frontais apresentam-se como controladores aéreos de um aeroporto, tendo que estar atentos à maioria dos acontecimentos a decorrer, introduzindo, no devido tempo, ou *in extremis*, as alterações devidas no sistema (e.g. raciocinio abstracto, organização superiora e atribuição de significado, pré-planeamento dos movimentos, motivação, iniciação e continuação de uma dada acção, flexibilidade, planificação, com as suas respectivas fases – identificação do problema, construcção de um plano, alteração para ações mais adequadas, *etc*., até alcançar, com sucesso, um dado objectivo). Recentemente, Das (1999) esquematizou o modelo de Luria (Figura 3) tendo em consideração estas unidades funcionais, procurando integrá-lo no bem conhecido modelo cognitivo PASS (*Planning, Arousal-Attention, and Simultaneous and Successive processes*).

Como se pode verificar pela análise da figura 3 e de acordo com as descrições de Das (1999), do Modelo PASS, o funcionamento cerebral integra três grandes dimensões: *input*, processamento e *output*.

Assim, e segundo o modelo, recebemos informação através dos órgãos sensoriais (olhos, pele, *etc*.), bem como através dos músculos, articulações e órgãos internos. Toda esta informação deve ser processada de acordo com um conjunto de processos sequenciais, paralelos e simultãneos: armazenamento, análise, almazenamento e interpretação. Toda esta informação pode ser utilizada em forma de *output*. Das (1999) procura desta forma esquematizar e integrar o modelo Luriano, nomeadamente conceptualizando as suas três unidades funcionais como os nós centrais do processamento da informação, no modelo PASS (vêr também Nagliery & Kaufman, 2001).

Según Goldberg, el reconocimiento del yo, así como la capacidad de inferir estados mentales en los otros, es una función de los lóbulos frontales. A partir de estudios de pacientes con lesiones de estas áreas se ha demostrado que participan de forma predominante en la planeación conductual y en el análisis de las consecuencias de nuestros actos. Los individuos con lesiones en las regiones dorsolaterales de los lóbulos frontales muestran una notable pasividad; dice Goldberg: "son como objetos newtonianos que tienden a permanecer en estado de reposo o de movimiento inercial sin un objetivo, sin un programa específico de acción que sea el resultado del análisis de las consecuencias finales de una conducta". Curiosamente, los individuos con lesiones en las regiones orbitofrontales muestran conductas contrarias al síndrome dorsolateral: "Los pacientes son desinhibidos, su tono afectivo oscila fácilmente y son altamente impulsivos. Su capacidad para inhibir la gratificación instantánea está seriamente dañada. Hacen lo que les apetece hacer cuando les apetece hacerlo, sin ninguna preocupación por normas sociales o prohibiciones legales. No tienen previsión de las consecuencias de sus acciones" (Goldberg, citado por Soto & Vega, R, 2003). Mais ainda Bechara, Tanel & Damásio (2000) salientam a relevância destas unidades estruturais (córtex ventro medial pré-frontal) para os mecanismos de tomada de decisão.

Como finalização deste tópico, e com base na análise das obras de Luria (e.g. 1966; 1999 *a título póstumo*) pode-se sistematizar as principais funções a avaliar no funcionamento cerebral, dentro de uma metodologia fenomenológica, como se apresenta de seguida (quadro 3):

**Fig. 3**

## Modelo PASS (*)
*(Planning, Arousal-Attention, and Simultaneous and Successive processes)*

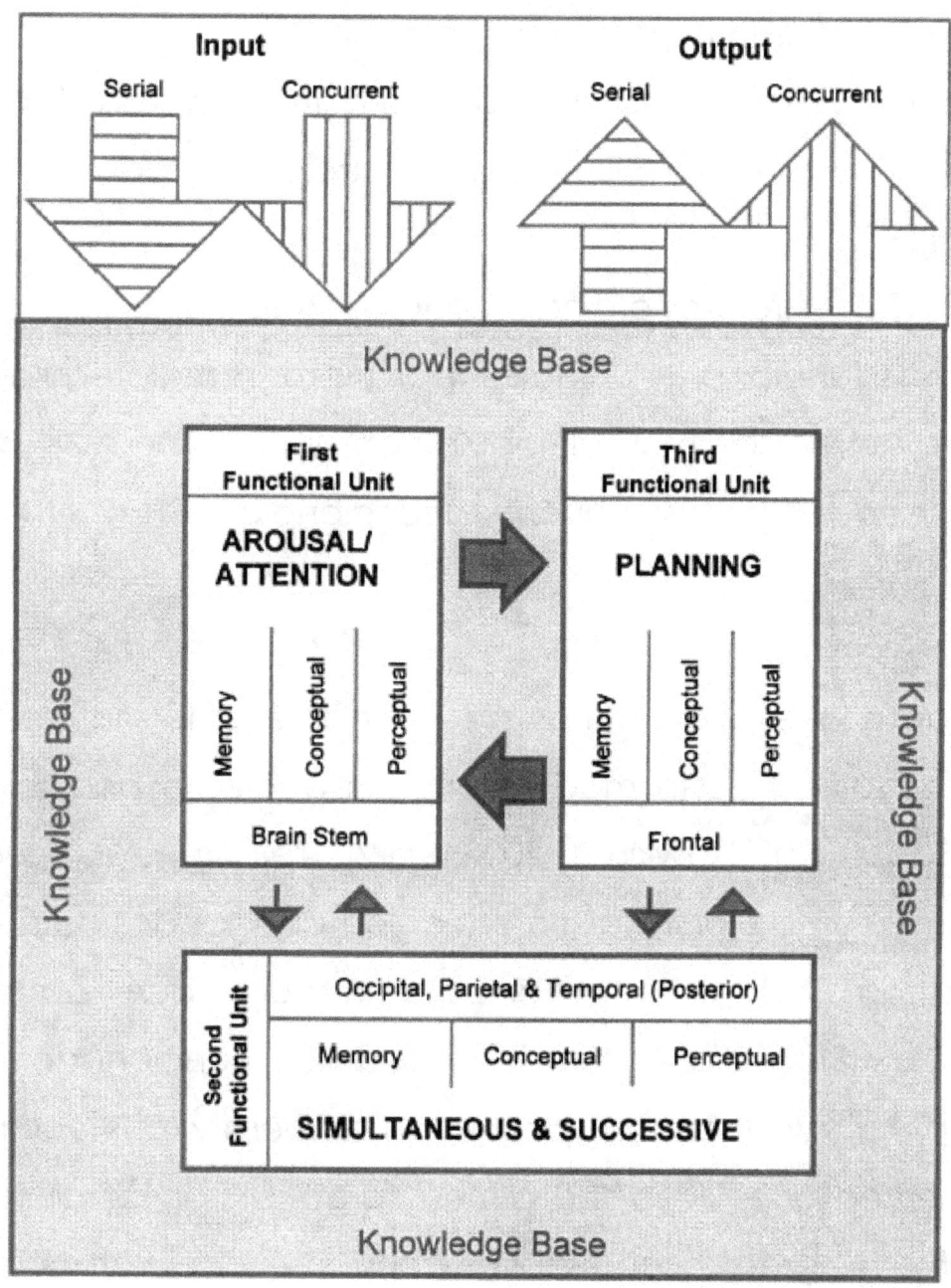

(*) Retirado de Das (1999, p. 108).

- As principais unidades funcionais da actividade mental.

. 1ª unidade funcional - unidade para regular o tónus - vigilia e os estados mentais(tronco cerebral e romboencéfalo).

. Localização, estruturas e dinâmica funcional.

. 2ª unidade funcional - unidade para receber, analizar e armazenar a informação(lóbulos occipital, parietal e temporal).

. Localização, estruturas e dinâmica funcional.

. 3ª unidade funcional - unidade para programar, regular e verificar a actividade mental (lóbulo frontal).

. Localização, estruturas e dinâmica funcional.

Um aspecto que gostaríamos de realçar é a forma como Luria utilizava todo este modelo em um paciente particular. Oliver Sacks (In Hawkins, 2003, p.2) referia que Luria apresentava uma clara mestria em colectar os dados de uma determinada pessoa e organizá-la naquilo que aquele chamou de *Biografia Clínica*. Para Sacks, mencionado na obra supracitada, "*almost alone contemporary phsysicians, has preserved or revived the almost forgotten art of clinical biography. His great case histories combine an extraordinary accuracy and wealth of detail with the ease and sensibility and style of a novel*" (p.2). Daí sentirmo-nos mais confortáveis a referir-nos à metodologia de avaliação de A.R. Luria como uma metodologia *fenomenológica*: independentemente dos utensílios, tarefas, metodologias utilizadas, a biografia clínico-fenomenológica do paciente deve ser reconstruída e actualizada no sentido de melhor se compreender os mecanismos funcionais e proceder-se à intervenção adequada.

**IV. A Neuropsicologia e o comportamento desviante**

## Introdução

Alexander Romanovich Luria (1902-1977) foi talvez quem mais terá contribuído para o desenvolvimento daquilo a que é hoje considerado como a Neuropsicologia Clínica, assente essencialmente num conhecimento minucioso acerca da neuroanatomia funcional, bem como da semiologia das disfunções / lesões cerebrais.

O interesse pela possibilidade de, através de um modelo avaliativo adequado, classificar (medir, mensurar) a função (ou disfunção) de um conjunto de funções potencialmente localizados numa determinada área cerebral tem sido adoptado ao longo da história do desenvolvimento da psicologia e da Neuropsicologia em particular (*Cf.* O trabalho de Luria, 1976, *The Neuropsychology of Memory*, como uma claro exemplo do referido).

A questão central aqui levantada poderia ser: será que a análise do funcionamento (performance) neuropsicológico de um determinado sujeito mensurável através do seu desempenho num conjunto mais ou menos estandardizado de testes permite estabelecer inferências acerca do seu funcionamento em outras situações a que o indivíduo se sujeite? Mais do que isso, será que a análise dos seus resultados em testes neuropsicológicos permite estabelecer inferências acerca de questões importantes do funcionamento do sujeito em tarefas do dia-a-dia? Ou mais ainda, e aqui reside o maior interesse para o assunto em questão deste livro, será que a Neuropsicologia pode ajudar consistentemente na avaliação pericial de indivíduos suspeitos ou acusados de terem cometido crimes? E se pode ajudar, qual a natureza dessa ajuda?

**O cérebro como um sistema funcional**

Segundo Luria (1973) diversos autores têm defendido a teoria da localização de funções cerebrais a partir da verificação que a estimulação ou exclusão de determinadas áreas corticais provoca sempre alterações em conjuntos de acções ou tarefas específicas que se acredita estarem sob acção directa de uma dada área cerebral. Todavia, Luria defende que a utilização de tal termo (FUNÇÂO) deve ser compreendida como "a função de um conjunto tecidular particular" e que tal utilização "é incontestavelmente lógica". Assim, para este autor, seria natural considerar que a secreção da bílis é uma função do fígado e que a secreção da insulina é uma função do pâncreas. Da mesma forma seria natural compreender a percepção visual (por exemplo, ver na escuridão da noite, e ao longe, um feixe de luz emitido por uma lanterna) como uma função dos elementos retinianos fotossensíveis bem como de neurónios especializados do córtex occipital, ou ainda a sensação de frio (tonalidade térmica) como função da respectiva área somatossensitiva na circunvalação pós-central (ou pós-rolândica).

Todavia tais exemplos não esgotam todas as possibilidades de utilização do termo *função*. No seu importantíssimo livro *The Working Brain*, Luria (1973) apresenta o seguinte exemplo relativamente à reflexão sob o termo *função*:

> "Quando se fala na função da digestão, tal função (a função digestiva) não pode ser interpretada como a função de um único tecido particular: este processo exige a interacção de vários acontecimentos, tais como, transporte dos alimentos até ao estômago, o processamento dos mesmos alimentos sob a influência do suco gástrico, a participação das secreções do fígado e do pâncreas, o acto de contracção das paredes do estômago e intestino, a propulsão do material para ser assimilado ao longo do trato digestivo e, finalmente, a absorção dos componentes processados a partir da comida pelas paredes intestinais".

Ao contrário das funções primárias identificadas no funcionamento humano, tais como a visão, a sensibilidade táctil, térmica, etc., os processos subjacentes ao processo da digestão não podem ser identificados como sendo a função de uma única área cerebral, mas como um "*sistema funcional completo, corporizando vários componentes pertencentes a diferentes níveis dos sistemas secretor, motor e nervoso"* (Luria, 1973, pp19-42).

Tal "sistema funcional" caracterizar-se-ia essencialmente por dois aspectos centrais: a complexidade das suas estruturas, e a versatilidade adaptativa das partes que o compõem.

Tome-se o exemplo da respiração apresentado por Luria(1973, pp 19-42):

"O objectivo principal de todo este processo é a restauração da homeostasia, e o resultado final esperado é o transporte de oxigéneo para a corrente sanguínea. O resultado final esperado é assegurado com um carácter constante, ou seja, este tipo de sistema funcional apresenta um carácter de invariabilidade quanto ao assegurar do resultado final, podendo contudo apresentar variabilidade na forma como alcança esse mesmo objectivo (...)

Se algo produzir a paragem da acção do principal grupo de músculos na respiração (diafragma) os músculos inter-costais serão chamados a intervir, mas se por qualquer motivo estes apresentarem um mau funcionamento, os músculos da laringe permitirão a aspiração de ar, que posteriormente alcançará os alvéolos pulmonares, por uma via completamente diferente (...)

Em suma, a característica principal de um sistema funcional seria a presença de uma tarefa constante (constância do sistema) realizada por mecanismos variáveis (variação), levando o processo a alcançar um resultado constante (constância de resultado)".

A outra característica deste tipo de sistemas seria a complexidade da sua composição, que envolve sempre vias aferentes (adaptação – *adjusting*) e eferentes (*effector*). Parafraseando Freeman (1997) o poder do cérebro reside não no seu tamanho mas na complexidade das suas conexões entras as várias partes funcionais.

O raciocínio exposto anteriormente deve ser levado em consideração quando pensamos nas várias funções levadas a cabo **pelo** e **no** sistema nervoso central. Para a experiência humana, funções ou fenómenos tais como os comportamentos, as emoções, a consciência, etc., não podem ser reduzidos a uma visão *localizacionista* num tecido cerebral único. Antes sim devem ser compreendidos como o resultado da interacção de várias estruturas particulares interagindo de forma interdependente (sugere-se a consulta de The Understanding of the Brain de Jhon Eccles, 1972, como uma obra clássica na compreensão do cérebro e do seu funcionamento).

Assim por exemplo, o sujeito que vai a subir as escadas do seu prédio, apressadamente, de uma forma automática, levando na mente o resultado da final do campeonato do mundo de futebol que está a decorrer naquele preciso instante, tentando colocar-se à frente do televisor ainda antes do apito final e que de repente tropece num degrau, fará activar automaticamente as células piramidais do córtex motor primário, que lhe permitirão esticar as mãos para a frente protegendo-se de uma eventual queda. Nesse exacto momento, e por breves instantes, as áreas cerebrais responsáveis pela manutenção do conteúdo "futebol" no campo da sua consciência, deixam de estabelecer como primazia a sua preocupação de ver os momentos finais do jogo em questão, e o que passa a ser essencial para o sujeito (naquele momento) é proteger-se de uma eventual queda nas escadas, activando áreas cerebrais diferenciadas... passada a situação de perigo, o sujeito poderá voltar a "concentrar-se" na sua preocupação futebolística, deixando descansar os sistema piramidal activado na emergência.

A reflexão acerca do conceito de função obriga-nos a fazê-la acompanhar-se de uma reflexão acerca do termo localização (*Cf.* Luria, 1973).

Da mesma forma que se defende que uma dada função pode estar localizada numa determinado conjunto celular ou que outras funções requerem a actuação de variadas estruturas (como é o caso da respiração, explorado atrás), assim também se postula, quanto ao termo localização cerebral, um carácter de implicação funcional. Isto é, quando falamos em funções como sejam a actividade cognitiva, a consciência, a integração sensorial, entre outras, é necessário percebê-las enquanto possibilitadas pela acção daquilo a que Luria (1973) chamou de *"um conjunto organizado em sistemas de zonas trabalhando concertadamente, cada uma das quais desempenhando um papel específico num sistema funcional complexo"*. Para além deste carácter sistemático, este autor defende ainda que a localização das funções mentais superiores nos humanos, *"nunca é estática, ou constante, mas adapta-se e desenvolve-se, nomeadamente ao longo do crescimento infantil e, posteriormente, sob acção do treino"*.

Embora esta afirmação de Luria possa parecer estranha à primeira vista, façamos o seguinte exercício mental: tome-se como exemplo o próprio leitor. Se o livro que está a ler neste momento, lhe fosse oferecido durante os primeiros anos da sua infância, digamos, aos cinco anos de idade, a forma como provavelmente o mesmo livro seria transformado em informação codificável assentaria essencialmente em características visuais (pistas visuais: cor, formato, imagens na capa, etc.), tácteis (a textura do papel: se é papel cartão, se é papel laminado, etc.) ... ou seja, o leitor pensaria no livro com base nas características concretas do livro (*thinking by recollecting*; Luria, 1973). Todavia, durante a sua adolescência ou vida adulta, com o correspondente desenvolvimento cortical e das respectivas funções complexas superiores, a capacidade de abstracção e generalização estão já muito mais desenvolvidas e assim permitiriam que, perante a apresentação do mesmo estímulo (o livro que está a ler) pudesse despoletar-se *"a conversão de percepções e memórias simples em formas complexas de sínteses e análises lógicas (...) em que o sujeito começa a percepcionar o mundo através essencialmente da reflexão"*. Dada a relevância deste aspecto para a percepção do funcionamento neuropsicológico e a respectiva avaliação transcreveremos um excerto da referida obra de Luria (*The Working Brain*, 1973, pp 33):

"Esta alteração na relação entre os processos psicológicos fundamentais leva a alterações na relação entre os sistemas fundamentais do córtex, na base das quais esses mesmos processos serão levados a cabo. Consequentemente, na criança muito jovem, uma lesão das zonas corticais responsáveis por uma forma relativamente elementar de actividade mental (por exemplo, o córtex visual) suscita invariavelmente, como um efeito "sistémico" ou secundário, ao desenvolvimento imperfeito de estruturas superiores assentes nestas zonas mais básicas. No adulto, em quem estes sistemas complexos não só foram formados como terão que desempenhar uma influência decisiva na organização de formas mais simples de actividade, uma lesão em áreas "inferiores" não é mais importante do que se essa lesão se verificasse em estágios mais precoces do desenvolvimento. Ao contrário, uma lesão de áreas superiores leva à desintegração das mais elementares funções, que por esta altura adquiriram um estrutura complexa e começaram a depender intimamente como a mais organizada das actividades".

Para o autor esta é uma das principais proposições introduzidas pelos investigadores da reconhecida Psicologia Soviética à teoria da "localização dinâmica" das funções mentais superiores. Desta feita, em neuropsicolgia, nomeadamente no campo da avaliação neuropsicológica, a função de uma neuropsicólogo não é a *"localização"* de processos mentais humanos superiores, antes sim *"primar pela análise cuidada de grupos de zonas cerebrais implicadas concertadamente enquanto responsáveis pela performance da actividade mental complexa; qual a contribuição de cada uma dessas zonas para o sistema funcional complexo; e como é que a relação entre este trabalho concertado de diferentes partes do cérebro na performance humana se altera ao longo dos diferentes estágios de desenvolvimento"* (Luria, 1973).

Em suma, e ainda nas palavras de Luria (1973) o papel da neuropsicologia remete assim para a avaliação da organização cerebral dos processos mentais humanos.

## Evidências da investigação para uma localização cerebral do comportamento emocional e social

Debruçaremos a nossa análise deste tópico a partir de um conjunto de estudos em animais e humanos que procuram demonstrar uma relação directa entre a acção de diversos sistemas estruturais cerebrais e a regulação do comportamento emocional e social.

Myers realizou um conjunto de estudos em macacos *Rhesus* a partir da manipulação cirúrgica de várias áreas cerebrais, tradicionalmente apontadas como estando implicadas em alguma forma de controlo do comportamento social, a saber, lobos pré-frontais, pólos temporais anteriores e córtex do giro cingulado. Segundo o autor, o motivo da escolha desta espécie de macacos deveu-se ao facto de estes animais organizarem-se em hierarquias sociais altamente estruturadas, e desta forma o seu estudo permitir uma melhor compreensão da neurologia do comportamento social, permitindo também uma melhor compreensão da determinação da base neural da socialização nos humanos.

A metodologia consistiu em, a partir de uma população de macacos *Rhesus* em vida livre numa reserva florestal, ser avaliado e quantificado exaustivamente o comportamento de macacos claramente identificados como os que seriam posteriormente intervencionados cirurgicamente. Depois de se ter estabelecido uma linha de base quanto ao padrão comportamental de cada indivíduo na hierarquia social do seu grupo, procedeu-se à randomização dos indivíduos em três grupos distintos em que se induziria: a) excisão dos lobos pré-frontais, bilaterais; b) excisão dos pólos temporais anteriores, bilaterias; c) excisão do córtex do giro cingulado, bilateral.

De acordo com a equipa de investigadores liderada por Myers, os macacos com lesões iatrogénicas do córtex cingulado, quando recolocados no seu *habitat* não apresentaram alterações de monta no seu comportamento individual e social; o mesmo aconteceu com os sujeitos a quem se produziu lesões em outras áreas corticais e que serviram de controlo. Todavia, os sujeitos aos quais foram induzidas lesões dos pólos temporais anteriores e dos lobos pré-frontais, quando libertados no seu *habitat* natural falharam claramente na sua reaproximação ao grupo social de pertença: falha em retornar ao grupo social e manter-se como parte integrante de uma família, isolamento dos demais, falta de iniciativa para participar em actividades grupais, etc. Myers *et al.* Concluíram então que, "*As lesões puseram de parte os profundos instintos que levam os macacos rhesus a formar grupos sociais*" (p 162).

Apesar da clara evidência demonstrada pelo seu estudo, Myers *et al.* chamam à atenção para uma clara limitação do mesmo: os macacos viviam num ambiente livre, onde a avaliação pormenorizada e exaustiva de cada padrão comportamental não se poderia fazer com tanto rigor quanto em experiências laboratoriais. Desta feita, levou a cabo um segundo grupo de estudos, partindo do mesmo princípio anterior. Para tal utilizou pequenos grupos sociais de macacos Rhesus (6 a 12 indivíduos) que eram mantidos em grandes jaulas (Frantzen and Myers, 1973). Depois de terem sido produzidas as lesões cerebrais os indivíduos eram forçados a manter-se nas mesmas jaulas onde estava o seu grupo social de origem. Novamente, foram produzidas lesões dos lobos pré-frontais, pólos temporais anteriores e córtex cingulado. O comportamento destes animais, foi estudado anterior e posteriormente às lesões iatrogénicas.

Neste estudo, as lesões dos lobos pré-frontais produziram as alterações mais marcadas. Segundo os autores as alterações em termos do carácter foram globais e afectaram cada um dos aspectos do comportamento social e emocional. Por exemplo, fêmeas adultas que antes cuidavam das suas crias perderam completamente a iniciativa para comportamentos solícitos e de protecção das mesmas (deixaram de defender as suas crias das ameaças ou mesmo agressões por parte de outros animais ou humanos). Em lugar disso, estas fêmeas permitiam que as suas crias deambulassem pela jaula, naquilo a que os autores do estudo chamaram de atitude de vocalização *"I am lost"* (NT: "estou perdido"). Apesar de as crias continuarem a conseguir alimentar-se através da amamentação em intervalos mais ou menos regulares, todas as iniciativas de contacto físico era iniciado pelas crias. O comportamento materno de embalar e cuidar da cria (catar, lamber, etc.) durante a amamentação também desapareceu. Para além destes contactos infrequentes, a protecção das crias passou a ficar a cargo de outros animais (em dois dos casos, o macho dominante).

Ainda em referência a este estudo, os animais operados aos lobos pré-frontais mostraram deficiências no seu comportamento social num número muito mais extenso de aspectos: verificou-se a perca virtual de qualquer expressão facial e vocalizações, que detêm um papel importante na socialização desta espécie (tornando o animal num ser "estranhamente mudo e *poker-faced*[11]"); redução clara de repertório comportamental; perca de níveis de dominância hierárquica (até os animais em níveis mais baixos na cadeia hierárquica passaram a poder ter ascendente sobre os animais com lesão do córtex pré-frontal). Como consequência de tais alterações estes animais passaram a ser alvos de agressões frequentes por parte dos outros animais do seu grupo social, sendo facilmente subjugados ou afugentados pelos mesmos.

Segundo Myers a proximidade criada entre dois animais num determinado grupo está fortemente relacionada com a sua relação de co-sanguinidade. Da mesma forma, durante a época de acasalamento, os níveis de proximidade e afastamento entre os machos e as fêmeas adultas nesta espécie específica estão fortemente afectados pelas relações com o companheiro (o correspondente à relação

---

[11] O autor faz referência à expressão adoptada pelos jogadores de Póquer, em que se procura evitar a transmissão de qualquer pista emocional através das expressões faciais, com a intenção de não denunciar a sorte do seu jogo.

conjugal nos humanos). Novamente, no estudo em questão (Frantzen & Myers, 1973), os níveis de proximidade dos indivíduos com excisão do córtex pré-frontal, alterou-se consideravelmente. No período imediato ao seu retorno à jaula, estes indivíduos eram frequentemente abordados pelos outros animais do seu grupo social. Todavia, pouco tempo depois, todos os animais, incluindo os membros da sua própria família deixaram de se relacionar com os animais lesionados. Com última conclusão deste estudo, os autores referem que os fortes laços que se formaram durante o relacionamento anterior às lesões falharam em manter-se, e em outros aspectos, os animais lesionados (fêmeas) apresentaram respostas sexuais inadequadas.

Para abordarmos a localização cerebral das dimensões emocionais em humanos debruçar-nos-emos numa série de artigos diferenciados.

Obrador *et al.* estudaram as áreas cerebrais emocionais através da estimulação programada de determinadas áreas com um objectivo terapêutico. Como conclusões dos seus estudos, estes autores referem que várias áreas podem estar implicadas na regulação da tonalidade emocional de mecanismos de recompensa e prazer nos humanos: região septal, cabeça do núcleo caudado, porção ventro-medial dos lobos frontais, região antero-inferior do cíngulo e substância branca à volta do joelho do corpo caloso (é neste conhecimento que se baseia a leucotomia pré-frontal para tratamento de casos graves de toxicodependentes, utilizada em alguns países de leste europeu; a lesão destes centros de recompensa leva a que a sensação de prazer que se segue à administração de substâncias psicotrópicas deixe de se fazer sentir, reduzindo assim o comportamento de abuso das substâncias, por falta de *rewarding*).

Particularmente no que respeita ao comportamento anti-social, e de uma forma abrangente, Robinson & Kelley (1998) apresentam-nos uma vasta revisão, acerca de um conjunto de factores que têm sido relacionados com disfunção cerebral. Por motivo de economia de espaço, apresentaremos uma breve esquematização dos vários autores e estudos citados por Robinson & Kelley (1998).

---

**a) Traumatismo craneano**

**Kelley (1997)**[12], num estudo com jovens violentos em regime de internamento num centro de tratamento, demonstrou que, daqueles jovens onde houve indicação para avaliação neuropsicológica, em 60% dos casos havia história de traumatismo craneano.

**b) Ofensas sexuais e físicas**

Os traumatismos craneanos podem ser causados por variadíssimas fontes, incluindo abuso físico e sexual **(Robinson & Kelley, 1998)**.

**Robinson & Kelley, 1998:** Mesmo quando variáveis como idade, sexo e raça são controlados, os grupos de crianças alvo de abuso sexual e ofensas corporais tendem a mostrar maiores níveis de criminalidade em adultos.

**Kelley, 1997:** 100% dos jovens violentos que participaram num estudo e em que foi necessário proceder a uma avaliação neuropsicológica completa apresentavam história de abuso sexual e físico por parte dos pais ou familiares.

---

[12] fonte original Kelley T (1997) *An integrated system approach to screening for brain dysfunction in delinquent offenders.* Master's Thesis. Tallahassee, FL: Florida State University.

**Widom, 1989**[13]: o estudo da relação entre abuso sexual e ofensas físicas na infância e o comportamento criminal na idade adulta sugerem que crianças abusadas e negligenciadas tendem a cometer mais crimes do que crianças de grupos controlos; quando controladas prospectiva e retrospectivamente.

### c) O papel da dieta

Cada célula do corpo humano fabrica materiais necessários ao funcionamento normal, em que as substâncias ingeridas pela alimentação são transformadas em outros químicos necessários ao organismo (**Robinson & Kelley, 1998**). As células nervosas apresentam aqui um funcionamento similar, em que a síntese de neurotransmissores é feita a partir de moléculas que alcançam a corrente sanguínea a partir da alimentação. Em circunstâncias normais a alimentação assegura o normal funcionamento cerebral através da síntese de neurotransmissores, mas se os níveis de nutrientes (mais especificamente os precursores de neurotransmissores) se alteram para níveis elevados ou insuficientes, isso será o suficiente para produzir alterações na síntese de neurotransmissores (**Wurtman, 1982, 1983**; **Wurtman *et al.*, 1981**), nomeadamente a recaptação da serotonina, alterando assim a resposta do organismo ao meio, podendo especificamente estar na base de comportamentos anti-sociais (ver **Fishbein & Pease, 1998**, para uma extensa revisão do efeito da dieta no comportamento humano).

**Hipoglicémia**[14]: vários estudos tem associado a hipoglicémia ao comportamento agressivo

**Marks**[15], **1981**: Quando os níveis de açúcar no sangue descem abaixo de 80mg, pânico, irritabilidade, nervosismo e agressão tem uma maior susceptibilidade para ocorrer.

**Davies**[16], **1982**: num estudo levado a cabo por Davies, verificou-se que a hipoglicémia podia ocorrer mesmo duas a quatros horas depois da toma de uma

---

[13] Fonte original Widom CS (1989) Does violence beget violence? A critical examination of the literature. Psychological Bulletin, 106, 3-28.

[14] Descida dos níveis de açúcar no sangue para concentrações muito abaixo do que as necessários para o normativo funcionamento do organismo.

[15] Fonte original – Marks V (1981) The regulation of blood glucose. In V. Marker & FC Rose (Eds.), *Hypoglycemia*. Oxford: Blackwell.

refeição (podendo ser exacerbada por drogas e álcool). No estudo referido, os sintomas de hipoglicémia em estabelecimentos prisionais concentram-se por volta das 11:00 e 11:30 horas, o que corresponde ao período de maior número de agressões ao pessoal prisional e outros reclusos.

Os estudos neste campo permitiram hipotetisar que a dieta poderia ter uma papel central na determinação do comportamento criminal. Por exemplo, é sabido que os alimentos ricos em carbohidratos podem causar fortes flutuações nos níveis de glucose no sangue (**Robinson & Kelley, 1998**), e desta forma ter um papel a considerar nas alterações do comportamento. Os carbo-hidratos são rapidamente absorvidos pelo organismo, podendo induzir o acréscimo marcado de glucose na corrente sanguínea. Isto leva à produção de insulina com o objectivo de eliminar a glucose em excesso (**Robinson & Kelley, 1998**). Através de uma dieta onde se reduza os níveis de açúcar e aumente a quantidade de fibras pode-se regular os níveis de glucose no sangue (**Harber *et al.* 1977**).

Desta feita, a manipulação da dieta alimentar pode produzir alterações comportamentais anti-sociais claramente monitorizadas e controladas.

**Schoenthaler**[17]**, 1982:** num estudo com jovens delinquentes de 12 a 18 anos de idade, avaliados num período de dois anos, demonstrou que uma redução planificada de carbohidratos refinados na dieta alimentar provocou uma redução em cerca de 48% nas ofensas disciplinares perpetradas por esses mesmos jovens.

**Fishbein & Tatcher**[18]**, 1982:** demonstraram que depois de um mês com uma dieta livre de carbo-hidratos refinados, verificaram melhorias em sintomas como paranóia e depressão, numa amostra de prisioneiros que tinham tendência para estados de hipoglicémia.

### d) Substâncias externas ao organismo, presentes no ambiente:

[16] Fonte original – Davies W (1982) Violence in prison. In P. Feldman (Ed.), *Developments in the study of criminal Behavior*. London: Violence.

[17] Fonte original – Schoenthaler SJ (1982) The effect of sugar on the treatment and control of antisocial behavior: a double-blind study of an incarcerated juvenile population. *International Journal of Biosocial Research* 3, 1-9.

[18] Fonte original – Fishbein DH, Tatcher RW (1982) Nutritional and electrophysiological indices of maladaptative behavior. Paper presented at the MIT Conference on Research Strategies for Assessing the Behavioral Effects and Nutrients. Cambridge, MA.

Vários autores sugerem que a exposição dos sujeitos a neurotoxinas pode causar alterações neurológicas disfuncionais (vêr **Robinson & Kelley, 1998**, para uma abordagem mais aprofundada).

**Loeber[19], 1990; Rutter & Giller[20], 1983**: níveis de chumbo no ambiente envolvente ao sujeito estão relacionados com déficits cognitivos, de aprendizagem e da atenção.

**Needleman[21] e colaboradores (1979, 1990, 1990)**: demonstraram que crianças expostas a concentrações elevadas de chumbo apresentavam QI mais reduzidos, maior incidência de comportamento problemático na sala de aula, menor índice de performance atencional (*digit span*), e problemas de aprendizagem a longo prazo, quando comparadas com crianças expostas a níveis consideravelmente inferiores da mesma substância.

**Mater[22] (1997)**: níveis mais elevados de poluição rica em chumbo e manganês encontram-se fortemente relacionados com a incidência do crime em todo o território dos EUA.

Robinson & Kelley (1998) referem ainda como factores que são apontados como potenciadores de causar afecção cerebral a presenção de complicações à nascença, tal como baixo peso do bebé, anóxia (provoca redução da oxigenação cerebral à nascença), utilização de drogas por parte da mãe durante a gestação, e abuso de substâncias durante a infância, adolescência e mesmo vida adulta.

---

[19] Fonte original – Loeber R (1990) Development and risk factors of juvenile antisocial behaviour and delinquency. *Clinical Psychology Review* 10, 1-41.

[20] Fonte opiginal – Rutter M, Giller H (1983) Juvenile deliquency: Trends and perspectives. New York: Penguin Books.

[21] Fontes originais – Needlemam H, Gunnoe C, Leviton A, Reed P, Peresie H, Maher C, Barret P (1979) Deficits in psychologic and classroom performance of children with elevated dentine lead levels. *New England Journal of Medicine* 300: 689-695. – Needleman H, Gatsonis C (1990) Low-level exposure and the IQ of children. *Journal of the American Medical Association* 263: 673-768. – Needleman H, Schell A, Bellinger D, Leviton A, Alred E (1990) The long-term effects of exposure to low doses of lead in children. New England Journal of Medicine 322: 83-88.

[22] Masters R (1997) Environmental pollution, neurotoxicity, and criminal violence. In J Rose (Ed.), Environmental toxicity. New York: Gordon and Breach; 1-61.

Segundo os autores, e para finalizar, estes factores podem apresentar efeitos a longo-prazo no desenvolvimento cerebral desde a infância. Assim defendem, seria lógico olhar para a presença destes factores quando se está a avaliar a possibilidade de afecção cerebral num determinado indivíduo.

**A disfunção cortical e o repertório comportamental**

No que respeita à compreensão do comportamento anti-social, os lobos frontais (nomeadamente os pré-frontais) e os lobos temporais têm sido apontados como os mais relevantes para a avaliação neuropsicológica pericial.

**Lesões dos Lobos Frontais**

As lesões dos lobos frontais apresentam síndromes relativamente específicos, uma vez que essas mesmas lesões, como em qualquer outra parte do cérebro, tendem a produzir quadros semiológicos distintos (Damásio, 1979).

Todavia, a ideia de que a afecção dos lobos frontais seria responsável por um quadro semiológico único, uma hipotético "síndrome do lobo frontal", põe-se hoje claramente em causa, uma vez que não se encontra suporte em investigação ou prática clínica em humanos nem em investigação animal (Damásio, 1979). Mais do que um quadro único, aquele que resulta de tal afecção apresenta uma variedade de manifestações tal que não se poderá utilizar o termo "síndrome do lobo frontal", sendo sim necessário organizar os sinais/sintomas advenientes dessa mesma afecção num quadro fenomenológico coerente e organizador da prática interventiva subsequente (seja a reabilitação neuropsicológica, a farmacoterapia, *etc*.).

Os lobos frontais representam aproximadamente metade do córtex cerebral humano e apresentam conexões com importantes sistemas cerebrais como o sistema límbico subcortical, e os gânglios da base (Damásio, 1979).

O sistema límbico subcortical está fortemente implicado na vivência emocional e os gânglios da base estão fortemente implicados no controlo da motilidade. Sob regulação dos poderosos lobos frontais, nomeadamente das áreas pré-frontais o carácter de alta especialização humana em termos de actividade do sistema nervoso central ganha a sua maior evidência, enquanto possibilitadores de seres pensantes, emotivos, comportantes, e que têm ainda a capacidade de coordenar todas estas funções em busca de uma homeostasia adaptativa superior.

Grafman (1994) apresenta um resumo acerca da localização neuroanatómica funcional do córtex préfrontal.

---

*Córtex dorso-lateral* – resolução de problemas, processos racionais e lógicos (e.g. resolução de um problema de física, aprendizagem associativa, *desenvolvimento de um conceito verbal)*

*Córtex orbitro-frontal* – regulação social e interacções (e.g. comportamento sexual ou julgamento social)

*Depressão* tende a ocorrer mais frequentemente com afecção das áreas dorso-frontais anteriores esquerda

*Ansiedade* tem sido verificável após lesão das áreas orbitro-frontais direita.

---

Talvez o caso mais conhecido acerca da afecção comportamental e personalística em humanos, posterior a lesão cerebral, seja o do inafortunado, mas famoso Phineas Gage (Harlow, 1848, 1868). Phineas Gage foi alvo do acidente de trabalho que mais terá contribuído para o desenvolvimento científico da época. A consulta do variados endereços da internet dedicados a esta personagem permite-nos recuperar o 1º recorte de jornal a relatar o facto, o *Free Soil Union* (Ludlow, Vermont), de 14 de Setembro de 1848, dia a seguir ao acidente, e reproduzido no *Boston Post* (disponível em http://www.deakin.edu.au/hbs/GAGEPAGE/Pgstory.htm).

---

"Horrible accident – As Phineas Gage, a foreman on the railroad in Cavendish, was yesterday ingaged in (...) for a blast, the powder exploded, narrying an iron instrument through his head an inch an a fourth in circunference, and three feet and eight inches in length, wich he was using at the time. The iron entered on the side of his face, shattering the upper jaw, and passing back of the left eye, and out at the top of the head.

The most singular circumstance connected with this melancholy affair is, that he was alive at two o'clock this afternoon, and in full possession of his reason, and free from pain – *Ludlow, Vt., Union*)."

---

Phineas Gage[23] era um trabalhador dos caminhos-de-ferro que preparava o solo onde iriam assentar os carris da linha-férrea de Rutland e Burlington, Cavendish, Vermont. Em 13 de Setembro de 1848, uma das cargas explosivas que havia colocado numa cavidade no solo, explodiu sob acção de Phineas Gage (calcando-a com uma barra de ferro), tendo a barra de ferro trespassado a sua cabeça, de baixo para cima. A barra de ferro media cerca de 50 cm e pesava cerca de 13 ½ libras. O ponto cefálico de entrada do bastão localizou-se cerca de alguns centímetros abaixo do olho esquerdo (face esquerda), trespassando completamente a sua cabeça, saído pela região calvária e indo imobilizar-se cerca de *25 a 30 jardas* atrás de si. Apesar do aparatoso acidente que lhe destruiu quase a totalidade da massa cefálica frontal esquerda, Gage nunca perdeu a consciência. Às mãos do Dr. Harlow (1868), a sua

---

[23] A nota biográfica que serviu de base para esta referência foi retirada de fonte disponível em http://www.deakin.edu.au/hbs/GAGEPAGE/Pgstory.htm. Sugere-se ainda a consulta de Grafman, 1994; 191.

recuperação foi tão bem sucedida que Gage retornou a casa cerca de 10 semanas depois do fatídico acidente, tendo mesmo procurado retornar ao seu emprego alguns meses mais tarde (em meados e 1849), por sentir-se já com forças para o fazer

O que é relevante para a compreensão do papel da afecção dos lobos frontais em doentes traumatizados corticalmente é a análise comportamental e atitudinal de Gage, antes e depois do acidente.

Antes do acidente Gage era descrito pelos seus empregadores como sendo um dos seus trabalhadores mais valiosos, capazes e eficazes, bem equilibrado mentalmente e que era visto como um astuto homem de negócios. Depois do acidente, as mudanças no seu repertório comportamental e atitudinal forma tão marcadas que os seus empregadores recusaram-se a reempregá-lo. Gage apresentava-se então como um trabalhador irregular e caprichoso, demonstrando pouca deferência e respeito pelos seus companheiros. Parecia demonstrar impaciência e obstinação, embora por vezes se apresentasse indeciso, sendo incapaz de focar a atenção em um qualquer plano de acção. Os seus amigos descreveram-no como "Já não é o Gage". Várias foram as mudanças em Gage (incapacidade de manter uma actividade profissional fixa, incapacidade de planificação do futuro, comportamento irresponsável, etc.) até ao seu falecimento em 21 de Maio de 1860. Apesar de apresentada de forma muito resumida, a trágica história de Phineas Gage permite-nos reflectir acerca das alterações marcadas na sua personalidade, e na forma como um acontecimento não escolhido (a explosão de uma carga explosiva e subseqüente trespassamento cefálico por uma barra de ferro) pode marcar a experiência fenomenológica individual.

Alguém que tivesse privado com Gage antes do acidente, teria provavelmente alguma dificuldade em classificá-lo: "Uma pessoa socialmente boa e trabalhadora, que teve um acidente... e que se transformou num indivíduo errático, irresponsável, com desprezo pelos valores sociais e morais, e incapaz de realizar algo de útil e duradouro pela sociedade"; "Um indivíduo errático, irresponsável, com desprezo pelos valores sociais e morais, e incapaz de realizar algo de útil e duradouro pela sociedade... que já foi uma pessoa socialmente boa e trabalhadora... antes de um fatídico acidente"; ou poderia ainda descrevê-lo simplesmente como "Alguém que já não é o mesmo Gage que conheci!". Todavia, alguém que apenas tivesse conhecido Phineas Gage após o acidente, e que não fosse alertado para o ocorrido possivelmente descreveria Gage como um indivíduo errático, irresponsável, com desprezo pelos valores sociais e morais, e incapaz de realizar algo de útil e duradouro pela sociedade.

E as pessoas que nos rodeiam, e que nos são apresentadas como tendo sido autoras de actos socialmente reprováveis? Terão estado sujeitas a factores biológicos, sociais, psicológicos e ambientais que de certa forma possam ter contribuído para as suas acções? A compreensão destes aspectos é talvez uma das grandes tarefas da avaliação pericial.

António Damásio (1979), sumariza assim as principais consequências encontradas a seguir a lesão dos lobos frontais em humanos:

---

‣ Tendência para a desvalorização dos acontecimentos a que o próprio indivíduo está sujeito, embora não negue o estado de doença;

‣ Resposta emocional inadequada;

‣ A sua história tem muitas vezes que ser obtida por informadores, uma vez que a informação dada por si não pareça digna de confiança;

‣ Muitas vezes os sujeitos apresentam-se distraídos, parecendo não estar a interagir com o meio (parecem não estar a ouvir o que se lhe está a dizer) ou apresentam falta de espontaneidade;

‣ A sua capacidade de comunicar e se deslocar pode estar diminuída por fenómenos como a perseveração (uma tendência para persistir na execução de um acto, muito para além do tempo em que esse mesmo acto deixou de ser necessário);

‣ Muitas vezes ocorrem alterações emocionais imprevisíveis e geralmente inadequadas à situação.

---

Não é forçoso que todos estes sintomas apareçam conjuntamente e é imperioso que se avalie o quadro fenomenológico do sujeito em causa, mais do que tentar enquadrá-lo numa grelha pré-concebida (voltaremos a este assunto mais adiante, quando abordarmos a exploração dos síndromes específicos).

## A simulação na avaliação forense

Segundo uma lenda antiga um burro era colocado numa tenda escura, tendo sido a sua cauda ligeiramente coberta com fuligem. Cada possível suspeito, de estar ou não a dizer a verdade acerca de um determinado facto, recebia a instrução de entrar na tenda e puxar a cauda do burro. Entretanto, era-lhes dito que o burro só zurraria se o homem a puxar a sua cauda estivesse a mentir. O homem que nada tivesse a temer, obviamente puxaria a cauda e sairia da tenda escura com as mãos sujas de fuligem (não se podendo aperceber de tal facto até encontrar novamente a luz fora da tenda). Por sua vez, aquele que estivesse a mentir, receando que o burro de facto zurrasse ao puxão da cauda, não puxaria a mesma cauda, e sairia da tenda com as mãos limpas.

Da China antiga chega-nos ainda uma técnica interessante. Quando os sujeitos eram interrogados eram-lhes postos grãos secos de arroz em baixo da língua, com a instrução de mantê-los lá até ao fim do interrogatório, findo o qual, deveriam cuspir o arroz para as suas próprias mãos. Aos sujeitos que apresentassem um arroz humedecido pela saliva era-lhes poupada a vida. Todavia, àqueles que cuspissem o arroz seco era-lhes literalmente cortada a cabeça. Esta técnica deitava uso do conhecimento de que a boca fica seca quando um indivíduo está sujeito a situações estressantes.

Ambas as passagens são-nos apresentadas por Damme (2001), num interessante artigo *Forensic Criminology and Psychophysiology: truth verification tools, with a special study of Truster Pro*. Ester autor refere que ao longo do tempo, a humanidade tem tentado desenvolver instrumentos e estratégias para separar a mentira da verdade.

Ora, quanto ao campo da neuropsicologia, qual o papel que a não-verdade desempenha? Que métodos poderão ser utilizados para avaliar a existência de simulação? Será plausível instalar tendas escuras nos tribunais ou mesmo entregar um punhado de arroz a cada suspeito enquanto este está a responder a um interrogatório ou a ser sujeito a avaliação neuropsicológica?

Fernández-Guinea (2001) recorda-nos que uma das críticas apontadas à Neuropsicologia Forense é precisamente a dificuldade que esta disciplina encontra para detectar aqueles casos em que o sujeito simula deliberadamente dano físico e/ou psicológico, com a intenção de alcançar ganhos secundários. Também por estas razões, a psicologia tem-se preocupado em conferir um aspecto o mais objectivo e coerente possível aos processos avaliativos que se propõe encetar. Este aspecto ganha especial relevância quando o que está em causa é a avaliação de uma eventual afecção psíquica no âmbito da avaliação pericial. Não obstante este aspecto, dentro do vasto campo da Avaliação Psicológica a neuropsicologia alcança um lugar de destaque na objectividade dos fenómenos avaliados. Lopriore (1999) psicólogo italiano com vasta experiência na avaliação pericial defende mesmo que *"em comparação com a avaliação da personalidade e de testes psicológicos no geral, a avaliação neuropsicológica e cognitiva alcança uma grande objectividade, de tal forma que neste tipo de avaliação não se pode falar propriamente de subjectividade"*.

Obviamente que em todo o tipo de avaliação psicológica existe a possibilidade de uma parte dos resultados serem passíveis de interpretações algo subjectivas, todavia no campo da neuropsicologia, e quando o sujeito está a colaborar com a avaliação bem como quando os testes utilizados são os mais adequados para o objectivo em causa, isso remete mais para a subjectividade introduzida pelo avaliador, do que para o resultado dos sujeitos em cada uma das provas administradas (é imperioso que em avaliação neuropsicológica o avaliador esteja sobejamente familiarizado com a metodologia utilizada, com as funções implicadas em cada umas das tarefas propostas, tenha um profundo conhecimento acerca de quais sistemas cerebrais podem estar implicados numa determinada tarefa, o que implica um forte conhecimento em neuroanatomia funcional); mais ainda, na nossa opinião o neuropsicólogo deve ser um investigador exímio, sempre disposto a desenvolver linhas de base de funcionamento para os sujeitos avaliados, alcançando clara compreensão acerca dos aspectos fenomenológicos apresentados pelo paciente.

Para além do exposto, um aspecto central, que de resto é comum a todo o processo de avaliação psicológica remete para a colaboração do sujeito. Em âmbito forense o sujeito tende a não ser colaborante, procurando normalmente alcançar um fim desejado (Lopriore, 1999).

Na prática clínica verificamos que os sujeitos avaliados tendem a colaborar, talvez porque compreendam que o seu desempenho é essencial para que possamos traçar linhas de hipóteses quanto aos processos patológicos implicados e que tipo de ajuda podemos fornecer, em função da avaliação realizada. No âmbito forense contudo, o sujeito tende a não ser colaborativo quanto a uma avaliação o mais objectiva possível, tendendo a evidenciar patologia, sintomas e distúrbios que na realidade não estão presentes (ou exagerá-los quando existentes).

Também neste campo a neuropsicologia apresenta uma posição privilegiada na detecção da simulação, uma vez que o campo avaliado não remete para dimensões psicoemocionais abstractas mas sim para funções cerebrais básicas e superiores menos passíveis de simulação, como sejam: praxias, agnosias, memória, linguagem, funções frontais, etc. Mais ainda, tendo presentes alguns dos aspectos evidenciados, os neuropsicólogos encetaram esforços, a partir da década de 80, para desenvolver instrumentos específicos para detectar simulação (Munõz-Céspedes & Paul-Lapedriza, 2001).

Com base em vários autores (Fernández-Guinea, 2001; Muñoz-Céspedes & Paul-Lapedriza, 2001) sugere-se o seguinte protocolo de avaliação como ajuda na detecção da simulação de funcionamento patológico em neuropsicologia forense (sugere-se ainda a consulta da obra *Malingered Neuroppsychological Deficits*, Hall & Poirer, 2000, como uma abordagem útil, prática e actual acerca do tema):

---

### Protocolo de avaliação Forense

*Detecção da simulação em Neuropsicologia Clínica & Forense*

1.**Anamnese:** recolha de dados médicos, autobiográficos e ambientais

2.**Entrevista de validação clínica**

3.**Estudo da consistência de performance cognitiva nos vários testes realizados**

**Objectivo: avaliar os seguintes aspectos**
- **Análise do padrão deficitário:** Identificação de algum erro ou peculiaridade que não é de esperar numa pessoa com deterioração real ou compromisso numa qualquer função cognitiva

  - Pouca colaboração ou atitude evasiva
  - Incoerência nas respostas do sujeito: E.g. – o sujeito falha em tarefas fáceis e apresentam uma performance positiva em tarefas que implicam os mesmos processos (e.g. cognitivos), que exploram as mesmas competências.
  - Os resultados dos testes são péssimos em tarefas extremamente simples, nomeadamente em tarefas motoras e sensoriais, e a sua performance em tarefas cognitivas e de memória apresentam resultados normais

- O deficit parece irrealisticamente generalizado: *e.g.* o avaliado refere não se recordar de absolutamente nada, nem mesmo do evento mais remoto
- O seu desempenho numa dada prova é contraditório com alguns conhecimentos de processos básicos da neuropsicologia: por exemplo, nos testes de repetição de palavras ou algarismos não se encontram os clássicos efeitos de rescência ou primazia
- Não se encontra concordância ao longo dos diversos índices; incompatibilidade entre os resultados das provas e o perfil semiológico característico da afecção neuropsicológica subjacente.
- Os défices apresentados são extremamente raros.
- Os resultados obtidos pela análise estatística da sua performance são contraditórios face aos dados da anamnese e da observação do comportamento quotidiano.
- Possibilidade de obter benefícios pela manutenção dos deficits (e.g. desresponsabilização criminal, indemnizações, etc.)
- Rendimento muito reduzido em provas neuropsicológicas em que a maior parte das pessoas com lesões cerebrais moderadas ou graves realizam bem.
- Padrão de desempenho "correcto-incorrecto-correcto" ao longo de avaliações seriadas.
- Baixa fiabilidade teste-re-teste em avaliações separadas.
- As pontuações nas provas de atenção e concentração são marcadamente inferiores às provas de memória geral.
- As provas de memória apresentam clara inconsistência, em que, por exemplo, o sujeito apresenta resultados muito baixos na memória de reconhecimento e resultados melhores nas provas de recordação livre ou evocação.
- O rendimento final é ainda mais reduzido do que seria de esperar pelo efeito do acaso.

### 4. Eventual aplicação do MMPI

(*Minnesota Multiphasic Personality Inventory*) para análise do perfil de validade

### 5. Instrumentos psicométricos

- **Testes neuropsicológicos:**
  - **Não específicos para simulação**
    - Luria-Nebraska Neuropsychological Battery - Golden C (1985)
      - Luria Neuropsychological Ivestigation - Christensen A-L (1972)
      - Amsterdam Short-Term Memory Test
      - California Verbal Learning Test
      - Halstead-Reitan Battery
      - Portland Digit Recognition Test
      - WAIS (Wechsler Adult Intelligence Scale)
      - WMS (Wechsler Memory Scale)

> **Testes específicos para simulação**

> Tests of Neuropsychological Malingering (version 2.0)
> Rey's 15 Items Memory Test
> Rey's Word Recognition Test
> Rey's Dot Counting Test
> T.O.M.M. (Test of Memory Malingering)
> V.I.P. (Validity Indicator Profile)
> WMT/CARB (Word Memory Test & Computerized Assesment of Response Bias)

Os resultados da avaliação devem sempre ser avaliados com especial consideração sem estabelecer relações dogmáticas de causa-efeito e, nas palavras de Férnandez-Guinea (2001) o neuropsicólogo deve estar atento à ocorrência dos factores apresentados acima, no sentido de o expressar na informação pericial gerada.

## Aspectos a considerar na informação pericial neuropsicológica

O relatório de avaliação neuropsicológica deve apresentar como característica central uma informação neutra e compreensível para pessoas não familiarizadas com o campo da neuropsicologia, como o são normalmente Juízes, advogados, jurados, etc. (Muñoz-Céspedes & Paul-Lapedriza, 2001)

Apesar de cada relatório poder ser apresentado de forma diferenciada, nomeadamente de acordo com o tipo de pedido de avaliação que foi feito originalmente (dano cerebral, incapacidade, inimputabilidade, etc.) Férnandez-

Guinea (2001) refere que, no geral, os relatórios periciais devem conter a seguinte informação:

---

- Funcionamento pré-mórbido do sujeito antes da afecção cerebral
- História Clínica
- Especificação da lesão cerebral
- Evolução do indivíduo
- Alterações cognitivas, emocionais e psicossociais produzidas por dano cerebral, bem como a gravidade dos défices
- Indicação da relação causal entre os danos cerebrais e os défices apresentados
- Determinação da incapacidade ou dependência do sujeito para realizar as actividades diárias básicas e instrumentais, bem como a afecção na sua vida familiar, social e profissional
- Natureza das sequelas
- Possibilidade de intervenção neuropsicológica
- Estabelecimento de um prognóstico

---

Segundo Muñoz-Céspedes e Paúl-Lapedriza (2001) as seguintes considerações devem ainda ser assinaladas na informação pericial, mais uma vez dependendo do tipo de pedido que tenha sido feito ao neuropsicólogo, no âmbito laboral, civil ou criminal:

---

- Âmbito Laboral: Estimação da natureza, gravidade e cronicidade das sequelas, com o objectivo de ajudar à

determinação de uma quantia indemnizatória (e.g. um acidente de trânsito), ou um pensão de invalidez;
- Âmbito Civil: ajudar a determinar se a pessoa está ou não detentora das suas faculdades mentais para fazer face a uma determinada exigência, assunto, negócio, etc. (e.g. Diagnóstico de Doença de Alzheimer);
- Âmbito Criminal: Conhecimento da existência de uma disfunção cerebral que possa ter afectado o sujeito no momento da transgressão legal, afectando a sua capacidade de diferenciar o correcto do incorrecto, e para compreender as consequências dos seus próprios delitos.

---

## Conclusão

Finalizamos este capítulo com as palavras de Stetler (1999):

"As perturbações mentais fazem parte das '*diversas fragilidades da humanidade*' e necessitam receber uma atenção especial (...) Elas podem explicar, mas nunca servir como desculpa (...). Se um *expert* for chamado a testemunhar, o seu papel é ajudar os jurados a compreender o contexto humano, compreender o impacto da perturbação em causa no conjunto de escolhas que o cliente é capaz de fazer no dia-a-dia, e relacionar a origem da perturbação com os factores biológicos, ambientais, psicológicos e sociais que o cliente nunca escolheu".

Assim, a compreensão das abordagens teóricas, que permita uma forte aplicabilidade prática no que concerne à compreensão do papel da neuropsicologia na elucidação dos determinantes do comportamento desviante humano são fundamentais para uma boa prática de peritagem.

O desenvolvimento de estratégias para a avaliação da simulação psicológica forense bem como o desenvolvimento de guiões para avaliação forense em psicologia e saúde mental devem ser um dos pontos fortes da nossa prática, que serão a seu tempo, trazidos a público.

# V. As Neurociências e o Suicídio

*- Tomemos como ponto de referência para iniciar esta minha comunicação acerca do* **'Suicídio, Cultura, e influência da sociedade nas Convicções Humanas'** *o seguinte passo de Plutarco, referente a uma moda de suicídios nas raparigas de Mileto, uma das colónias da Grécia Antiga: 'Todas foram possuídas por um furioso desejo de morrer e uma vontade furiosa de se enforcar. E muitas foram as que se enforcaram ou estrangularam. O édito que dizia que se mais alguma se enforcasse seria carregada completamente nua à frente de toda a gente pela praça grande, entravou de vez a fúria dessas raparigas'.*

*Se levarmos em consideração que falando de jovens raparigas estamos a falar de um grupo etário muito susceptível à influência de determinados factores relacionados essencialmente com os fenómenos de comparação social (tão característicos nesta idade) será talvez mais fácil explicar como uma moda como esta poderá ter surgido.*

*Não há dúvidas que a cultura, enquanto 'entidade' multidimensional faculta às pessoas um conjunto de formas de agir, actuar, de pensar... No fundo, um conjunto de estéticas de vida (que poder-se-ia dizer que não são mais que correspondentes práticas da exteriorização das nossas motivações mais arcaicas - a que podemos chamar ainda: 'tendências individuais para a acção' em interacção com as pressões sociais), a que naturalmente as pessoas são livres de tomar como as suas estéticas de vida ou não. Ou seja, todos nós vamos escolhendo os scripts/guiões de vida que queremos adoptar em que a influência da comparação social tem um forte papel a dizer.*

*Assim parece-me que a melhor forma de conceptualizar o racional teórico subjacente ao surgimento de tal moda não deverá passar propriamente pela motivação individual de cada rapariga para o acto em si, uma vez que, por um lado, o texto não nos dá informação alguma acerca dos eventuais determinantes individuais, por outro lado, o que temos é uma moda (colectiva), e por isso parece-me mais produtivo, e menos especulativo, colocar o cerne da questão nos fenómenos de imitação (e facilitação) social[24].*

*De facto esta questão da imitação tem sido apresentada na literatura[25] como um importante factor motivacional para o suicídio (a sequência ocasional de suicídios numa família, a moda da escolha de métodos e as epidemias de suicídios favorecem estas suposições).*

---

[24] Ver trabalhos de Triplet, com a "Facilitação Social", no rendimento de ciclistas: In. "*Manual de Psicologia do Desporto*", de Cruz (1996) & a " Imitação Social" em "*Suicídio e tentativa de suicídio*", de Stengel.

[25] Stengel.

*Segundo Stengel[26] "não é provável"*, contudo, *"que o desejo intenso de imitar seja o suficiente para que alguém se suicide, a não ser (e é isto que nos interessa aqui) que o estado mental predisponha para tal e/ou exista uma relação íntima com a pessoa cujo comportamento é imitado". Ou seja, por um processo mental de imitação selectiva, denominado de identificação[27], estas raparigas poderiam muito provavelmente ter adoptado o guião, o script, a estética de vida adoptada pelas raparigas que entretanto se foram suicidando (é caso para dizer que adoptaram uma estética de não-vida...), uma vez que aquele era provavelmente o seu grupo de referência, ou se quisermos, aquelas com quem partilhavam os seus scripts de vida.*

*Curiosamente podemo-nos perder nos labirintos escorregadios em que estas raparigas provavelmente tiveram que se embrenhar para justificar, ainda que para si próprias, a sua acção, ou vontade de suicídio: os labirintos da linguagem! De que forma a linguagem teria influenciado o despoletar desta moda? Deve-se ver a linguagem como factor despoletador daquilo a que eu chamaria emoções precipitadoras depressivas, do tipo "perdi a vontade de viver" ou precipitadoras exaltativas, do tipo histeria colectiva... a morte como libertação e*

---

[26] Ibidem
[27] Durkeim - *"Le Suicide"*

*perpetuação de um estado conquistado através da morte escolhida, e não de um estado para o qual se é empurrado inopinadamente; ou vê-la como uma simples representação linguística, consequente das vontades, ou se quisermos, das motivações individuais para o suicídio? Daquilo que me foi possível aprender penso estar mais inclinada para a última hipótese. Acredito que a linguagem se apresenta como um reflexo dos sistemas arcaicos, como se fosse um comentador dos comportamentos do indivíduo, sendo aqui o próprio suicídio, hipoteticamente, tal como os restantes comportamentos humanos, o resultado da interação entre os processos motivacionais mais antigos e pouco conscientes e, acrescentaria eu, o impacto que a própria linguagem tende a exercer nos comportamentos individuais e colectivos. Parece residir aqui o papel principal desta interacção entre a linguagem e a motivação para o suicídio.*

*Mais importante do que perceber se as raparigas foram guiadas pelas suas emoções ou se estavam motivadas para tal acto, parece-me ser o perceber que esta distinção talvez não faça muito sentido pois emoções e motivações parecem expressar mais ou menos diferentes dimensões de uma mesma estrutura ou fenómeno: ambas estão na génese da preparação para a acção, sendo, eventualmente, as emoções a parte mais visível dessa preparação. Ora a linguagem aqui teria o importante papel de servir de catalisador entre os vários processos emocionais/motivacionais das raparigas, uma vez que a linguagem se apresenta como o principal factor de representação das experiências humanas*[28]. *Ainda segundo o mesmo autor, este aspecto é tão importante que se pode dizer que vivemos no plano das representações linguístico-simbólicas e não no plano sensorial e acional dos outros animais. Assim a linguagem acaba por se transformar no único acesso que temos às nossas motivações mais profundas (por um mecanismo claro de reificação). Desta feita, acreditamos que a um determinado discurso corresponde um conjunto de motivações e emoções do emissor. Ora, se paralelamente ao discurso se juntar também o próprio acto de suicídio das raparigas de Mileto que foram concretizando o acto, facilmente as outras raparigas poderiam interpretar esse gesto e todo o discurso gerado à sua volta, como a linguagem representativa das emoções do próprio grupo de referência, sentindo-se assim mais "motivadas" para tal, ou encontrando nesse discurso, eu diria, linguístico-corporal, a explicação para a sua própria motivação. É como se em cada área da vida humana houvesse uma pastilha de reificações que as pessoas aceitam tomar ou não, e aqui, estas raparigas teriam então aceite tomar esta pastilha (linguístico-*

---

[28] Cf. Saraiva. "*Ecce Homo Sapiens: da condição humana vista por um etólogo*".

*comportamental), uma vez que nesse script escolhido o suicídio era algo racionalmente coerente.*

*O que desde o início foi estonteantemente curioso para mim foi perceber como é que um conjunto de raparigas potenciais suicidas, abandonam essa posição, eu diria, essa motivação, tão fundamentada como explanei anteriormente? Se alguém quer, de facto, suicidar-se, de que interessa aquilo que poderão fazer ao seu corpo?*

Quase que consigo imaginar, com as devidas salvaguardas, o discurso de uma qualquer das jovens, que bem poderia ser representativo de muitas ou quase todas delas...

"Ontem ao ter decidido suicidar-me, só sentia que esse meu gesto levar-me-ia de encontro às minhas amigas, às minhas colegas, àquelas que como eu tivessem tido o meu acto... Imaginava uma morte até certo ponto inglória, sim... Pois ficaria, ainda que por segundos, a espernear e dar os últimos sopros de vida enquanto o enforcamento não se consumasse. Mas depois... Seria a glória... Depois seria vista como uma heroína... Como uma das que teve a coragem de adoptar esta 'consciência colectiva'[29] de insurgimento contra esta podridão social, esta exploração de nós mulheres, esta subversão de valores... Enfim, seria mais uma das que,

---

[29] Cf. Durkeim - O.C.

*com coragem teria dito um basta!... E provado a todos que não seria esta sociedade alienante que me dominaria. Mas hoje saiu esta lei horrível. Quem é que lhes dá o direito de mostrar o meu corpo nu, pelas ruas da praça? É claro que, depois de morta, seria apenas mais um corpo, mas seria um corpo mostrado na rua. Como dizia Diderot 'Não me custa ver rabos e mamas, mas não quero que mos mostrem!'*[30] *As pessoas, eu mesmo, não gostamos do nu exposto, e não gostamos porque o nu exposto tem um significado muito forte. Diderot está certo, o nu é belo, mas não é para ser exposto publicamente, e é pior se o for contra a vontade do exposto. Como posso permitir que façam isto ao meu corpo? Como eu gostaria de me ter suicidado ontem... É que então eu não teria consciência de que o meu corpo estaria hoje a ser ultrajado em praça pública... E assim essa minha nudez seria uma nudez inconsciente, envolta numa inocência mística, pois caberia a eles a responsabilidade de mostrarem o meu corpo. Mas hoje eu sei o que me espera, e se me suicidar a minha nudez será quase que voluntária, será o reflexo do meu 'impudor'... Condenado pelas autoridades civis, morais ou religiosas... Como posso permitir ao meu próprio corpo esta nudez imposta, o pior dos ultrajes, que me tornaria igual às putas, ladrões, infiéis, hereges, e outros que tais... Que são também punidos com estas procissões de nus,*

---

[30] Cf. Denis Diderot. "*Salons*".

*com estas flagelações e muitas e muitas outras humilhações? As próprias pessoas não olhariam para o meu corpo e diriam: 'olhai, que lá vai o corpo nu de fulana de tal...' mas diriam com certeza: '...olhai que lá vai, a puta fulana de tal, que se permite passear nestes trajes - nenhuns!-, mesmo estando morta!!!' Se me tivesse suicidado ontem seria como o Adão, que na Catedral de Chartres ou na de Reims não teme mostrar a sua nudez a toda a humanidade. Ainda não comeu da maçã do pecado! Mas hoje, o meu suicídio seria como se, estando consumado o pecado, me cobrisse a mim própria das folhas de figueira, as folhas da vergonha... Que me seriam arrancadas por aqueles pulhas, e mostrar-me-iam àqueles cães ávidos pela minha beleza nua... Ainda que estivesse morta! Ainda me lembro do que disse o Rabi hoje, no templo[31]: 'Na nudez, os autores dos Livros Sagrados[32] viram muito mais a perda da dignidade humana e social que a possibilidade de uma excitação perigosa, e esta nudez é um estado de miséria e de fraqueza. Segundo 'Os Livros', é vergonhoso um adulto ficar reduzido a este estado de criança... O vestuário resume todas as dissimulações que tornam possível a vida social e não apenas as precauções que se tomam para*

---

[31] Adaptado de uma conferência do R.P. Pie Regamey, de 1967, em que se faz uma breve reflexão sobre o nudismo.

[32] Faço aqui clara menção aos livros sagrados da religião Judaica, correspondentes à Bíblia nas religiões cristãs. Não menciono propositadamente o cristianismo pois parece-me que a frase de Plutarco, reflecte uma época histórica anterior ao aparecimento dessa corrente religiosa.

*evitar as excitações sexuais' O Rabi disse ainda que aquelas que se permitirem passear assim, pelo facto de terem cometido suicídio, estarão a perder toda a dignidade que Deus lhes conferiu... Estarão a tornar-se em cadelas pecadoras, desafiadoras do pudor divino, e o que as esperará, só poderá ser, com certeza, o inferno'"*[33].

Algo que poderá ser aliciante é tentar verificar até quer ponto estas raparigas são ou não são realmente livres para fazerem o que quiserem, mesmo que isso implique pôr fim à própria vida. Segundo Rappaport[34], do ponto

---

[33] Devo confessar que foi com muita relutância que inseri nesta resposta o argumento religioso, de cariz monoteísta (e dualista: céu "contra" inferno), pois sendo a cidade de Mileto; à altura desta passagem narrativa, uma colónia da Grécia Antiga, o que me pareceu mais provável foi que a exemplo da sua metrópole, esta cidade seguisse as mesmas orientações religiosas. Ou seja, não faria sentido integrar um argumento à volta de um Deus (monoteísmo) castigador e condenador das almas impuras e pecadoras, quando a cultura religiosa grega gira à volta de um conjunto de deuses principais (embora Zeus pudesse ser analogicamente relacionado com o Deus monoteísta, por questões de hierarquias divinas), aos quais eram dedicados templos com o objetivo de prestar tributos (*Cf. História Universal Comparada. Resomnia Editorial*), mas sempre numa perspetiva muito corpórea. Citando Crescenzo (1988), "a religião na Grécia não era lá muito religiosa. Os deuses tinham quase todos os vícios dos mortais: bulhavam, embriagavam-se, mentiam, traíam-se uns aos outros, etc...". A verdade, contudo, é que nesta altura já há indícios do judaísmo em Mileto, como fica claro nesta transcrição: "O orgulho de Mileto era o seu teatro (...) O visitante que percorrer as galerias encontra nos bancos toda a espécie de inscrições (...) O teatro possuía também um camarote imperial. No meio da 1ª fila, não muito longe do camarote imperial, foi encontrada esta inscrição: 'Lugar para os judeus, também chamados os piedosos! (...) O templo, tal como a cidade foi destruído pelos Persas em 490 a. C." (*Cf. História Universal 3*). Para que os judeus tivessem um lugar cativo, perto do camarote imperial, num edifício tão importante, e reforço, já naquela data histórica, é fácil agora imaginar que a sua importância e influência devia já nessa altura fazer-se sentir. A juntar a esta incidência religiosa judaica, podemos ainda verificar as influências egípcias (fruto das constantes relações comerciais com a Grécia, via Mileto) pelo culto de Osíris; e dos Persas, pelo Masdeísmo, que, segundo Accioli & Taunay, apresentam já, ainda antes do apogeu do judaísmo, a conceção da sobrevivência, imortalidade que se conquista pela prática da justiça e da virtude (ideia posteriormente defendida pelo cristianismo) sendo algo parecido com a conceção do inferno judaico-cristão o destino para os prevaricadores.

[34] Cf. Rappaport. *"Homem, Cultura e Sociedade"*.

de vista etológico, o comportamento dos animais (os seus padrões de comportamento individuais e de organização social) são especificados geneticamente de maneira rigorosa, embora seja evidente que a aprendizagem desempenha algum papel significativo nos seus modos de vida. Contudo, este processo seria diferente na espécie humana: *"O comportamento e as organizações sociais dos homens são muito pouco determinados pelas suas constituições genéticas. Embora nasçam com necessidades comparáveis às dos outros animais, os homens não nascem programados para satisfazê-las desta ou daquela maneira. Nascem com uma capacidade de adquirir cultura, conjuntos de crenças, convenções (...), dependentes da invenção e uso de símbolos"*. Ou seja, é a dimensão mais cultural que leva a que o Homem haja, viva num mundo, eu diria, acima do mundo da natureza. Ou seja, através de processos de reificações, os Homens atribuem símbolos a um conjunto de aspirações, motivações, crenças, ideologias... Gerando um sentimento cultural próprio de um determinado povo; e é esse sentimento cultural que regula a relação desse povo com a natureza, e seria caso para dizer que a natureza, a noção de natureza, acaba por ser "coisificada", passando a ser representada pela forma etérea da cultura, relacionando-se assim, os Homens, com a cultura, como se da natureza se tratasse. Desta feita, esta natureza (o mundo Kantiano das coisas em si) passa a ser visto pelos Homens, segundo Rappaport[35], através de uma tela (coisificada) composta de crenças, conhecimentos e intenções, e os Homens passam a agir a partir das suas imagens culturais da natureza, e não a partir da estrutura real da natureza. Assim os mecanismos de pressão social, numa sociedade democrática e (democratizante), direccionam-se no sentido de regular os comportamentos dos seus membros para assegurar a boa-ordem, o bem-estar, a preservação do ecossistema, enfim... A preservação da cultura institucionalmente instituída. Em suma, no limite das pressões sociais o indivíduo pode ser considerado como estando esmagado entre processos etológicos e pressões socioculturais, quase sem qualquer liberdade de escolha. Aquilo a que se chama ética, para o autor, seria a reificação das pressões sociais exercidas sobre os indivíduos, onde só muito poucos conseguiriam determinar-se por éticas pessoais.

Assim, da mesma forma que a um nível, que eu chamaria, micro-social, ao nível da identificação das raparigas com o seu grupo de referência, a pressão dominante incidiria sobre a precipitação para o suicídio (ainda que não propriamente exercida exteriormente, pelo grupo, mas sentida de dentro para fora; do tipo: "a melhor forma de ser como as raparigas daquele grupo é

---

[35] Ibidem

fazer como elas fazem"); do ponto de vista macro-social, em que o ponto de referência é a sociedade na qual estas raparigas se inserem, a sua liberdade para o suicídio encontra-se completamente censurada-limitada, a não ser que adoptem éticas mais pessoais (ou pelo menos mais ao nível micro-social). É que para além do próprio suicídio ser "proibido" em termos da "cultura" da maioria das confissões religiosas, com natural incidência para a cultura judaica (uma vez que o cristianismo na Grécia antiga ainda estava por acontecer...), a consequente exposição do corpo em praça pública iria infringir algumas da regras culturais mais intrinsecamente conotadas com a mulher desde que o mundo é mundo: o pudor sexual (físico ou moral) e/ou a honra. Para Peristiany[36], a qualidade que seria exigida a estas raparigas, em relação à honra, seria a vergonha, principalmente a vergonha sexual ou, se quisermos, o pudor. Culturalmente estas raparigas teriam que ser virgens enquanto solteiras e mesmo depois de casadas teriam que permanecer virginais de pensamento e de expressão.

Parece-me ser justamente aqui que fica claro que, ao renunciarem ao suicídio estas raparigas estão a abrir mão das suas éticas pessoais (eu insisto, micro-sociais, enquanto tendo como referência o grupo de "suicidárias"), abrindo mão da sua liberdade individual,

---

[36] Cf. Peristiany. *"Honour and Shame - The Values of Mediterranean Society"*.

uma vez que estão a ceder às pressões sociais para a manutenção deste pudor sexual (ninguém deve permitir-se mostrar as partes íntimas em público, mesmo que depois de morto!). É que nestas matérias do pudor as raparigas nunca poderiam, culturalmente, recolher-se às suas próprias consciências, pois as suas honras dependem da reputação que a comunidade está disposta a conceder-lhes, e não da realidade (por mais legítima que fosse) das suas motivações "suicidárias". Estas raparigas protegeriam melhor a sua honra, portanto, se se conformassem em todos os aspectos exteriores dos seus comportamentos, com esse código de vergonha sexual apresentado culturalmente.

Ora, se juntarmos a esta humilhação social o castigo divino prometido à infeliz alma que tivesse cometido o ultraje de tirar uma vida que só a Deus caberia tirar, percebe-se que, para muitas destas raparigas este fator seria com certeza, a juntar aos já referidos, de crucial importância (e não me custa acreditar que pelo menos algumas ou mesmo muitas delas seriam de certa forma abarcadas por uma qualquer cultura religiosa, uma vez que desde sempre a religião, ou a crença na determinação da vida pela adoração a certas divindades, fez parte intrínseca da vida humana). Esta condenação eterna da alma pecadora é um dos mistérios apresentados por quase todas as grandes religiões. Para Schopenhaur[37], longe de poderem ser tomados à letra, o facto é que estes dogmas são aceites pela maioria dos "praticantes" de uma dada religião (este fenómeno parece ser possível explicar por um processo de reificação, onde se transforma tudo para o que não se tem explicação em algo de transcendente).

Esta noção de alma parece nascer da certeza de que o corpo morre e de que a 'vida projectiva' da mente (pois esta é o nosso património passado e o futuro a construir), existirá para além do corpo, que afinal é só o presente; o mundo das coisas. Ou seja, para além da morte no mundo 'coisificado', permanecerá o mundo do devir, do futuro e do passado histórico, ou seja: a alma imortal. Assim, a certeza de que a condenação perpétua desta alma estaria assegurada pelo suicídio (enquanto pecado para com Deus e para com a sociedade) parece ser um motivo relevante a pesar na decisão destas raparigas. É que ao que parece nós tendemos a não conseguir dissociar as representações de nós próprios do estado actual do nosso corpo. Ora, assim, o facto de as raparigas saberem o que iria acontecer ao seu corpo em caso de suicídio (e não interessa que seja depois de morto, pois o corpo que seria "violado" pela crítica e gozo social, seria aquele corpo que elas de momento, sentem como seu, e não conseguem de todo, dissociar-se dele, mesmo quando projectam a liberdade da alma em relação ao físico). Isto somado ao espectro da

---

[37] Cf. Schopenhaur. *"Da necessidade da metafísica"*.

condenação-sofrimento perpétuo, que provavelmente poderia ter assomado sobre a cabeça de algumas delas, parece-me ser motivo suficiente para constituir um entrave à liberdade suicidária destas raparigas, parando assim esta moda, talvez tão repentinamente quanto havia surgido. Talvez que muitas delas continuassem, no âmago do seu espírito (chame-se-lhe o que se lhe quiser...) a procurar esta forma de estética de vida... e talvez assim continuem até que alguém mais perspicaz e sensível a estas motivações humanas, olhando para uma destas raparigas, diga: "O rei vai (definitivamente) nu!"

Não por acaso deixei para o fim uma breve referência para as reificações. É espantoso como é que o comportamento destas raparigas possa ter inicialmente sido "empurrado" para esta moda e depois ser detido e condicionado, pela simples apresentação de abstracções com se de coisas reais[38] se tratassem. Como é possível que haja um módulo linguístico, como defende Gazzaniga[39], na génese dos nossos comportamentos, seja como causa ou como consequência? Muito provavelmente as razões que estas raparigas deram para o seu comportamento são totalmente inventadas e podem ser completamente falsas. Assim elas não teriam

---

[38] Cf. Chaplin. J., "Dicionário de Psicologia".

[39] Cf. Gazzaniga. "O cérebro social"

feito mais que construir explicações *a posteriori* para os seus comportamentos, explicações que têm como essencial função assegurar a coerência psicológica dos seus comportamentos, independentemente de serem verdadeiras ou não[40]. Esta parece ser a essência da criação das reificações

Desta feita, resta-me concluir que, para mim, a espécie humana parece diferenciar-se essencialmente dos outros animais, na medida em que na procura de uma qualquer felicidade ou sentimento de adaptação, é capaz de fazer de tudo... Mesmo vetar-se a si própria a uma arrepiante e eterna ilusão".

---

[40] Ibidem

# VI. As Neurociências e a Psicologia Aplicada

**Alma Perdida**

Toda esta noite o rouxinol chorou
Gemeu, rezou, gritou perdidamente!
Alma de rouxinol, alma de gente.
Tu és, talvez, alguém que se finou!

Tu és, talvez, um sonho que passou
Que se fundiu na dor, suavemente...
Talvez seja a alma, a alma doente
Dalguém que quis amar e nunca amou!

Toda a noite choraste... e eu chorei
Talvez porque ao ouvir-te adivinhei
Que ninguém é mais triste do que nós?

Contaste tanta coisa à noite calma,
Que eu pensei que tu eras a minha alma
Que chorasse perdida em tua voz!

**(Florbela Espanca)**

Nunca, como agora, este tocante soneto de Florbela Espanca se adequou tanto para descrever o meu sentimento relativamente à análise que faço daquilo que aprendi vivi e amadureci, em termos académicos mas também como pessoa, desde que em Setembro de 1994 fundamentei os meus estudos de Licenciatura em Psicologia da Universidade do Minho.

No decorrer do estágio, e toda a experiência clínica até hoje, 2015, experienciei algo que me marcou profundamente, e me fez ponderar, muitas vezes, de que forma poderia conjugar a experiência psicoterapêutica do contexto de consulta psicológica com uma melhor adaptação à minha própria vida emocional e cognitiva. Enfim, com o meu próprio mundo fenomenológico, cheio de incertezas e anseios. É que parece existir uma clara tendência para os profissionais de psicologia, nomeadamente os psicoterapeutas, desenvolverem uma certa dificuldade em se relacionar com a sua própria emocionalidade, nomeadamente naquilo para o que parecem estar mais habilitados: a utilização de técnicas e estratégias psicoterapêuticas, todavia na direção de si próprios. Ou seja, parece que um bom psicoterapeuta (capaz de resolver os problemas das outras pessoas com uma certa "facilidade" e à-vontade) não é forçosamente um bom resolutor dos seus problemas pessoais.

Do ponto de vista da relação existente entre o psicoterapeuta e a psicologia, e como dizia Thomas Mann ("Tonio Kruger", 1903) em relação à Literatura, a psicologia afigura-se-me como uma espécie de "quási-maldição pessoal". Não a psicologia enquanto prática, não a psicologia enquanto estratégias que se utilizam em termos psicoterapêuticos, não a psicologia como ciência, mas sim a psicologia enquanto conhecimento ou pelo menos a parte do conhecimento psicológico que a dada altura se apodera da vida de cada um de nós, "Homens da psicologia".

Houve, uma fase em que ansiava alcançar o âmago do funcionamento psicoemocional, meu, e (já agora, se fosse possível) das pessoas em geral com quem me relacionasse.

Estudava, lia, pesquisava, experimentava, brincava até com o facto de a psicologia poder ser a ponte para o mais íntimo das minhas instâncias, e ansiava que isso pudesse, por fim, assegurar uma felicidade e paz de espírito doravante conquistadas. Contudo, como tudo que se desconhece, sentia que havia no ar uma espécie de tabu. *"Durante anos tudo permaneceu ali, numa caixa de ferro, profundamente sepultada em mim mesmo que nunca soubesse ao certo o que continha. Sabia que transportava coisas instáveis, inflamáveis, mais secretas que as coisas do sexo e mais perigosas do que os espectros e os fantasmas"* (Epstein, 1979). Pois é, e agora sem mais nem menos eu queria descobrir o mais profundo de mim (é curioso mas o próprio "Prometeu Agrilhoado" em frente da entrada do Complexo Pedagógico II da Universidade do Minho recorda a qualquer um, que aquilo que não nos pertence não nos deve ser dado - Ok, sei que a afirmação pode ser controversa, mas depende do ponto de vista. Etologicamente por exemplo, o "Fogo do Olimpo", o fogo da técnica roubado aos Deuses do Olimpo por Prometeu, para dar aos Homens, apenas deveria servir para satisfazer as necessidades funcionais da espécie humana; mas se olharmos para a História da Humanidade, facilmente constatamos, não obstante tudo o que de bom se construiu pelo conhecimento e técnica, que o poder do conhecimento tem por vezes consequências catastróficas... e o seu preço é, vez por outra, demasiado alto; que o diga o Prometeu!).

A maldição do conhecimento! É curiosa esta tendência "natural" para estarmos sempre à procura das explicações, às vezes, as mais complexas e confusas possíveis. Dawkins (1985) vaticinava que ao encontrarmos explicações para as coisas corremos o risco de retirarmos o mistério das mesmas; apesar disto nada nos coíbe de nos continuarmos a admirar com elas (com as explicações - infelizmente - e não com as coisas em si). Ter-se-ia Ocam enganado quando nos apresentou a sua "navalha do conhecimento"? "A explicação mais simples é provavelmente a mais correta"; ou será Freud (1930) o iluminado cognoscente, ao afirmar que, por vezes não é essa explicação mais simples que melhor reflete a realidade pois ocorre que, segundo ele, a realidade é, muitas vezes, demasiado complexa!

É um facto que a ciência, o saber, o conhecimento em si, se apresentam (estou convencido disso) como algo intrinsecamente bom; como "necessidades" Kantianas, sem as quais a ordem universal da espécie humana estaria como que "condenada" a uma viagem de circum-navegação à volta de si própria, sem bússola, indo todavia numa direção mais ou menos delineada (que isto da seleção natural, pelos vistos, não é só uma invenção interpretativa do Homem, mas a partir também da espécie humana). Mas, face ao exposto, e em tempo de fim de licenciatura (é curioso como o fim de qualquer coisa é sempre visto como um tempo de reflexão e consideração daquilo que tantas vezes não se fez quando se poderia tê-lo feito, antes de se chegar ao fim) esta é uma questão que, confesso, me incomodava terrivelmente: até onde, até onde a busca por um conhecimento cada vez mais profundo daquilo que é o mundo, os outros e eu próprio, me haveria de levar? Há algum tempo atrás, uma amiga querida com quem já não falava havia muito tempo, especou-se à minha frente, depois de termos dado um longo passeio e conversado sobre as coisas que nos iam na alma, e com o olhar carregado de uma ternura complacente disse-me: "Luis, não penses tanto! Vive a tua vida e sê feliz! Vive... Não penses!!! Confesso que aquilo me abalou (não pensar, eu? Deixar as coisas ao "Deus-dará", sem compreender porque é que as coisas acontecem?)! Hoje contudo percebo o que ela queria dizer. O Alçada Baptista (Baptista, 1996) com certeza que também perceberia. No seu romance "*O Riso de Deus*" a personagem principal, a dada altura, diz qualquer coisa como: tenho saudades dos tempos em que o nosso amor era puro e verdadeiro, vivido na sofreguidão do momento, na espera da não recompensa e do sentimento aberto... Do tempo em que o amor era feito (não me refiro à expressão "fazer amor", utilizada em termos de senso comum, na minha opinião erradamente, pois o amor não dever ser feito, mas sim sentido), do tempo em que não se pensava (sobre o amor)... Fazia-se. Depois começámos a pensar e querer dar explicações para aquele amor tão maravilhoso... E quando começámos a perceber como funcionava o nosso amor, aí então começámos a deixar de amar!

Etologicamente podemos afirmar estoicamente que a culpa é do discurso (a vida é reificada em função do significado que damos aos objetos; ou melhor, a partir e em relação com o significado dos objetos, e não com os objetos diretamente). Assim, também a linguagem parece estar amaldiçoada! Mal falamos, estamos logo a enganarmo-nos. Lorenz (1983) consegue numa curta frase captar o sentido daquilo a que eu chamaria de falácia verbal: "*A linguagem falada permite naturalmente possibilidades novas e incalculáveis de falsa informação*". Curiosamente, e penso residir aqui a raiz da minha reflexão, parece que em relação aos psicoterapeutas esta falácia verbal seria de certa forma seletiva: o discurso serve perfeitamente para compreender (melhor ou pior) a problemática apontada pelo cliente; o mesmo discurso é maioritariamente, não só o veículo, mas a própria estratégia terapêutica, com resultados claramente satisfatórios. Contudo, quando o discurso é autodirigido, surge o autoengano. Autores como Gonçalves, O., (1994) e Gonçalves, M., (1995) têm apresentado a importância do autoengano como aspeto claramente estruturador do nosso funcionamento (dito) normal. Seria como uma tendência, uma predisposição, diriam alguns autores mais dados a arcaísmos; seria como uma maldição diriam os mais deprimidos e fatalistas. Enfim, o facto é que o discurso, por si só, deturpa o sentido das coisas; o que é e o que não é depende da grelha de avaliação que utilizamos, mais do que o facto de o objeto em si o ser ou não. Por vezes até, o que se nos exige (sob pena de fracassarmos psicoterapicamente), é que tenhamos a capacidade de construirmos novas estórias (propositadamente não utilizo o termo História - aquilo que de facto aconteceu; mas sim estória - aquilo que se conta do que, potencialmente, ocorreu), dando ao cliente uma nova grelha, uma nova estória; enfim, um novo discurso.

Assim, mal utilizada, a psicologia pode transformar-se, para o próprio terapeuta, na ciência do auto engano! Só que, ao contrário do que ocorre na população (digamos) normal em que esse processo ocorre de certa forma desapercebido e inconsciente (as pessoas não sabem o que é autoengano, não querem saber e, suspeito, se soubessem prefeririam continuar a Auto enganarem-se!) com os psicoterapeutas, e talvez com outras classes familiarizadas com estas questões mais introspetivas, procura-se controlar o autoengano, procura-se ter uma visão clara, objetiva, sem dúvidas, enfim: o primado da racionalidade psicoterapêutica! É isto que enquanto psicólogos se nos exige. Como disse Kruger (T. Mann. a) uma obra reproduzida para piano, muitas vezes, só pode parecer artisticamente perfeita, próxima do criador (e não do intérprete, mero veículo de imortalização do primeiro) se o intérprete se abstiver dos seus sentimentos e procurar a mestria unicamente técnica na execução. Esta é a contradição principal que importa aqui denunciar: para que se consiga transmitir o sentimento do criador, há que despir o nosso sentimento e procurar a execução perfeita... Pela técnica! Porém Kruger (1903) percebeu que "*é necessário ser-se algo para lá do humano, algo de desumano, para se ter em relação a tudo o que é humano, uma posição bastante afastada e não participativa. Para estar em condição de, e sobretudo para se ser sequer tentado a jogar com ele, a descrevê-lo de forma eficaz e com gosto*"! Também na psicoterapia se apresenta por vezes este primado da racionalidade, do não envolvimento emocional. Até a empatia que se apregoa como sendo uma capacidade fundamental de todo o psicoterapeuta é, a meu ver, muitas vezes, um pseudo-contacto, uma pseudo-ligação com o cliente, uma vez que o que se desenvolve é a capacidade de compreender, ver o ponto de vista, o mundo do cliente (a partir do seu discurso) como se o mundo fosse o seu (o do psicoterapeuta). Resumindo: a capacidade de tomar o ponto de vista do outro. Sem retirar valor a esta extraordinária competência, o certo é que uma vez mais a emocionalidade está aqui posta de parte. Não se fala em sentir o problema como o cliente o sente, mas sim em ver, em tomar a perspetiva do outro. E assim a emocionalidade vai ficando longe, cada vez mais, da prática psicoterapêutica e, como as exigências quotidianas obrigam a uma cada vez maior entrega à profissão, temos o paradoxo em que se encontra, a meu ver, o psicoterapeuta: estar "condenado" a uma vida em que diariamente lida com o sofrimento, os sentimentos, os deficits e as dúvidas emocionais dos clientes; todavia, à sua própria emocionalidade está como que vedada à participação neste processo. Acredito que com o tempo, o psicoterapeuta vai-se tornando *expert* nesta capacidade de (como lhe devo chamar?) autoalienação emocional (?), e isto talvez leve a que tenha sempre à mão uma grelha de intervenção, mas que ele sabe (ou pensa saber) que, para ser eficaz tem, diversas vezes, de estar destituída da sua própria emocionalidade. Talvez por isto se verifique esta discrepância entre a dificuldade do psicoterapeuta em lidar com as suas próprias emoções, nomeadamente no que refere à sua capacidade de pôr os seus conhecimentos psicoterápicos, na resolução dos seus próprios problemas individuais, por um lado, e por outro, a eficácia que consegue alcançar quando a questão é ajudar na resolução ou atenuação dos problemas dos pacientes: penso que para o paciente, é fácil imaginar que para além da figura de psicoterapeuta, está uma pessoa "normal", mas que também para além disso tem o "dom" de conhecer um conjunto enorme de estratégias para lidar com os problemas, e por isso o paciente aceita-as, envolve-se emocionalmente com elas, e procura a resolução das suas preocupações a partir das orientações do psicoterapeuta. O terapeuta, por sua vez, tem consciência de que o que o paciente vê é apenas uma grelha, que funciona é certo, como poderia (muitas vezes) funcionar qualquer outra e, drasticamente, sabe ainda que, por mais que procure, não conseguirá encontrar nenhuma grelha de intervenção (que tenha sido empiricamente validada e até conste dos manuais psicoterapêuticos) em que o primado seja o da emocionalidade e não o da racionalidade.

Tome-se o exemplo da Fé: esta Fé (numa qualquer causa, divindade ou em que quer que se queira) para perdurar, têm que se ver constituída de três condições: a intelectualidade da fé, a emocionalidade da fé e a experiência prática da fé. Sem as duas primeiras, pode-se praticar a caridade (por exemplo), mas não é forçoso que isso implique a crença num Deus específico; um exegeta pode ter um conhecimento profundo dos textos bíblicos, mas nem por isso se assegura que esse conhecimento se traduza num amor incondicional às narrativas bíblicas; pode-se até amar de uma forma louca um ideal, causa ou divindade, mas se não se souber o que se ama, e se não se praticar essa mesma causa, a Fé não perdura. Penso que com a Psicologia ocorre o mesmo. Nas universidades preenche-se a lacuna da intelectualidade; depois, na vida profissional está-se perante a prática; só que talvez se esteja a ficar "simplesmente" por aqui. Eu diria que há uma espécie de Primado da Racionalidade Pragmática, isto é, um claro esquecimento da emocionalidade. Na psicoterapia, como na reprodução de uma peça para piano, parece ser arriscado dar azo às emoções. Depois corre-se o risco de sermos como os cantores papais de T. Mann, sermos sujeitos a um treino especializado... Sermos muito comovedores a cantar, "no entanto..."

*"De todos os fatores (...) o mais perigoso é a sua capacidade de desumanizar o seu semelhante. Esta capacidade, que conduz à eliminação da compaixão, é no fundo responsável pelo Homem se tornar num assassino a sangue-frio. Neste sentido Lorenz é da*

*opinião que o Homem racional, da razão pura, que não segue a sua voz interior (enquanto imagem utópica do futuro) não seria de maneira alguma um anjo mas antes o seu contrário"* (Dawkins, 1995). Não quero de facto exagerar... "Assassino a sangue-frio" será para esta reflexão, de certa forma exagerado, mas quantas vezes o técnico não correrá o risco de se tornar uma espécie de mercenário psicoterapêutico, e aí, quanto menos emocionalidade estiver adstrita ao processo, melhor?

Onde encontrar então respostas para estas questões? Penso que há que, enquanto profissionais da psicologia, termos a competência de nos desenvolvermos intelectualmente para sermos capazes de adquirir algo mais que o simples conhecimento do *modus operandi* dos fenómenos. Não basta desenvolver aquilo que Sternberg (1987) descreve como sendo a inteligência: "Um comportamento dirigido a um fim". Novas perspetivas como a dada por David Goleman (1995) são fundamentais e necessárias para a abertura a novas perspetivas no "reino" da psicologia. No seu livro, *Inteligência Emocional*, explora-se profusamente aquilo que penso poder vir a atenuar este "buraco negro" no funcionamento humano. Não basta ter uma grelha com os vários comportamentos adaptativos a cada um dos diferentes meios, porque ocorre que o meio-ambiente das relações humanas está em constante mudança, e a capacidade de nos adaptarmos à mudança, à imprevisibilidade e à inconstância deve ser claramente, no meu modo de ver o funcionamento adaptativo, o objetivo primordial a alcançar (valorizando mais esta capacidade do que propriamente a tradicional procura obsessiva de modos imutáveis dos esquemas de funcionamento humano; da certeza que uma depressão no cliente "A" pode ser tratada como semelhante no cliente "B", para assegurar maior (?) eficácia; do que grelhas estáticas e estatísticas de tratamento de patologias díspares). Enfim, penso que o psicoterapeuta se deve abrir à mudança. Na prática, que viva, que sinta, que experiencie o próprio processo psicoterapêutico de forma mais emocional. Tenha uma abordagem comportamental até, em áreas em que não consegue ter estratégias cognitivas e emocionais para as suas problemáticas (se não se consegue resolver... vive-se!). Estar aberto à ideia de que a imprevisibilidade é uma característica inalienável de todo o ser vivo. Como refere Goleman (1995), um sistema fechado é fundamentalmente previsível em todas as suas operações - tal como o da teoria do eterno retorno de Nietzche. É o mais horroroso de todos os horrores; porque um sistema fechado é, por definição, um sistema não vivo.

Talvez a psicologia deva estar para o psicoterapeuta como o rouxinol estava para Florbela Espanca... (ed. 1996). Talvez todo o processo psicoterapêutico precise de uma alma, entidade, rouxinol ou o que quer se lhe queira chamar, sentindo que, como diz o soneto de Florbela Espanca: *"Contaste tanta coisa à noite calma; que eu pensei que tu eras a minha alma; que chorasse perdida em tua voz!"*

## Bibliografia

Abraham, T.H. (2002). (Physio)logical circuits: The intellectual origins of the McCULLOCH–PITTS Neural Networks. *Journal of the History of the Behavioral Sciences, 38*(1 Winter), 3–25.

Adolphs, R., ,Tranel, D., Damasio, H. & Damasio, A.R. (1995). Fear and the human amygdala. *Journal of Neuroscience.* 15, 5879-5891.

Aires, M.L.L. (2005). *Privilegiación y Reintegración de Programas Culturales Televisivos en Educación de Adultos.* Retrieved

Akhutina, T.V. (2003). L.S. Vygotsky and A.R. Luria: Foundations of Neuropsychology. *Journal of Russian and East European Psychology, 41*(3/4, May–June/July–August), 159–190.

Albuquerque, J., Deshauer, D. & Grof, P. (2003). Descartes' passions of the soul—seeds of psychiatry? *Journal of Affective Disorders, 76,* 285–291.

Alonso-Vanegaz, M.A. & Austria-Velásquez, J.J. (2003). Historia de la cirugía estereotáctica. *Archivos de Neurociencias (México), 8*(3), 158-165.

Alves, L.C.A., Bacheschi, L.A. & Bombarda, J.M. (2004). Psychosurgery: the search for an ethical equilibrium - Editorial. *Revista Brasileira de Psiquiatría, 26*(1), 5-6.

Anderson, B. & Harvey, T. (1996). Alterations in cortical thickness and neuronal density in the frontal cortex of Albert Einstein. *Neuroscience Letters, 210,* 161-164.

Andres-Barquin, P.J. (2001). Ramón y Cajal: a century after the publication of his masterpiece. *Endeavor.* 25(1). 13-17.

Ardilla, A. (1999). Spanish Applications of Luria's Assessment Methods. *Neuropsychology Review,* 9(2), 63-69.

Arendt, T. (2003). Synaptic plasticity and cell cycle activation in neurons are alternative effector pathways: the 'Dr. Jekyll and Mr. Hyde concept' of Alzheimer's disease or the yin and yang of neuroplasticity. *Progress in Neurobiology, 71,* 83–248.

Bagusky, M.S. & Jones, A.R. (2004). Neurogenomics: at the intersection of neurobiology and genome sciences. *Nature Neuroscience, 7*(5, Mayo), 429-433.

Baker, M.G, Kale, R. & Menken, M. (2002) The wall between neurology and psychiatry - Advances in neuroscience indicate it's time to tear it down. *British Medical Journal,* 324(22 June): 1468–1469.

Bakin, J.B., Lepan, B. & Weinberger, N.M. (1992). Sensitization induced receptive field plasticity in the auditory cortex is independent of CS-modality. *Brain Research.* 577, 226-235.

Baldwin, J.M., Cattell, J.M. & Jastrow, J. (1898). Physical and mental tests. *Psychological Review, 5*(Classics in the History of Psychology, An internet resource developed by

Christopher D. Green - York University, Toronto, Ontario), 172-179.

Baptista, A. (1996). *Riso de Deus*. 7ª Edição, Editorial Presença, Lisboa.

Barcia-Salorio, D. (2004). Introducción histórica al modelo neuropsicológico. *Revista de Neurología, 39*(7), 668-681.

Beaumont, G. (2000). Clinical neuropsychology in practice. *The Psychologist, 13*(1 January), 16-17.

Bechara, A., Tranel, D. & Damásio, H. (2000). Carachterization of the Decision-Making deficits of patients with ventromedial prefrontal cortex lesions. *Brain.* 123, 2189-2202.

Bechtereva, N.P. (2000). Psychophysiology by the end of the 20th century. *International Journal of Psychophysiology, 35,* 219-236.

Bennett, M.R. & Hacker, P.M.S. (2001). Perception and memory in neuroscience: a conceptual analysis. *Progress in Neurobiology, 65,* 499–543.

Bennett, M.R. & Hacker, P.M.S. (2002). The motor system in neuroscience: a history and analysis of conceptual developments. *Progress in Neurobiology, 67,* 1-52.

Bentivoglio, M. & Mazzarello, P. (1999). The history of radial glia - HISTORY OF NEUROSCIENCE. *Brain Research Bulletin, 49*(5), 305–315.

Bentivoglio, M. (1998). Cortical structure and mental skills: Oskar Vogt and the legacy of Lenin's brain - HISTORY OF NEUROSCIENCE. *Brain Research Bulletin, 47* (4), 291–296.

Berchtold, N.C. & Cotman, C.W. (1998). Evolution in the Conceptualization of Dementia and Alzheimer's Disease: Greco-Roman Period to the 1960s. *Neurobiology of Aging, 19*(3), 173–189.

Bi, G.-q. & Poo, M.-m. (2001). Synaptic modification by correlated activity: Hebb's postulate revisited. *Annual Review of Neuroscience, 24,* 139-166.

Blanchard, C., Blanchard, R., Fellous, J.-M., Guimarães, F.S., Irwin, W., LeDoux, J.E. *et al.* (2001). The brain decade in debate: III. Neurobiology of emotion. *Neurobiology of emotion Brazilian Journal of Medical and Biological Research, 34,* 283-293.

Bliss, T. V. & Lømo, T. (1973) Long-lasting potentiation of synaptic transmission in the dentate area of the anaesthetized rabbit following stimulation of the perforant path. *Journal of Physiology (Lond.)* 232, 331–356.

Bliss, T.V. & Gardner-Medwin, A.R. (1973) Long-lasting potentiation of synaptic transmission in the dentate area of the unanaesthetized rabbit following stimulation of the perforant path. *Journal of Physiology (Lond.)* 232, 357–374.

Boller, F. & Duyckaerts, C. (1999). 1914 to 1917: The great war years. *Archives of Neurology, 56 July*(7), 882-885.

Boller, F. (1999). History of the international neuropsychological symposium - a reflection of the evolution of a discipline. *Neuropsychologia, 37*, 17-26.

Borisyuk, G.N., Borisyuk, R.M., Kazanovich, Y.B. & Ivanitsk, G.R. (2002). Models of neural dynamics in brain information processing - the developments of `the decade'. *Physics spekhi, 45*(10), 1073- 1095.

Breithaupt, H. & Weigmann, K. (2004). Manipulating your mind - What will science discovers about our brains, and how are we going to deal with it? *EMBO reports (European Molecular Biology Organization), 5*(3), 230-232.

Brunel, N. & Trullier, O. (2001). Plasticity of directional places in a model of rodent ca3. *Hippocampus.* 8, 651-665.

Butler, R.N. (2000). Seymour Kety - In memory of the father of neuroscience and biological psychiatry. *Geriatrics, 55*(8 August), 3-4.

Cacioppo, J., Tassinary, L.G. & Berntswon, G. (2007). Handbook of Psychophysiology. 3rd Edition. ISBN-13: 9780521844710. New York: Cambridge University Press.

Cajal, S.R. (1952). *¿Neuronismo o Reticularismo? Las pruebas objetivas de la unidad anatómica de las células nerviosas.* Consejo Superior d Investigaciones Científicas Instituto Ramón y Cajal. Madrid.

Carod-Artal, F.J. & Vázquez-Cabrera, C.B. (2004). Paleopatología neurológica en las culturas precolombinas de la costa y el altiplano andino (II). Historia de las trepanaciones craneales. *Revista de Neurología, 38*(9), 886-894.

Castro-Caldas, A. & Grafman, J. (2000). Those Were the (Phrenological) Days. *The Neuroscientist,* 6( 4), 297-302.

Castro-Caldas, A. (2000). *A herança de Franz Joseph Gall.* McGraw Hill. Lisboa.

Cattell, J.M. (1886a). The time taken up by cerebral operations - Parts 1 & 2 of 4. *Mind, 11*(Classics in the History of Psychology, An internet resource developed by Christopher D. Green - York University, Toronto, Ontario), 220-242.

Cattell, J.M. (1886b). The time taken up by cerebral operations - Parts 3 of 4. *Mind, 11*(Classics in the History of Psychology, An internet resource developed by Christopher D. Green - York University, Toronto, Ontario), 377-392.

Cattell, J.M. (1887). The time taken up by cerebral operations - Parts 4 of 4. *Mind, 11*(Classics in the History of Psychology, An internet resource developed by Christopher D. Green - York University, Toronto, Ontario), 524-538.

Cattell, J.M. (1888). The psychological laboratory at Leipzig. *Mind, 13*(Classics in the History of Psychology, An internet resource developed by Christopher D. Green - York University, Toronto, Ontario), 37-51.

Cattell, J.M. (1890). Mental tests and measurements. *Mind, 15*(Classics in the History of Psychology, An internet resource developed by Christopher D. Green - York University, Toronto, Ontario), 373-381.

Cattell, J.M. (1928). Early Psychological Laboratories. *Science, 67*(Classics in the History of Psychology, An internet resource developed by Christopher D. Green - York University, Toronto, Ontario), 543- 548.

Celio, M.R., Spreafico, R., Biasi, S.D. & Vitellaro-Zuccarello, L. (1998). Perineuronal nets: past and present. *Trends in Neuroscience, 21*, 510–515.

Chaplin, J.P. (1981). *"Dicionário de Psicologia"*, Publicações Dom Quixote, Lisboa.

Chernyshev, B.V & Weinberger, N.M. (1998). Acoustic frequency tuning of neurons in the basal forebrain of the waking guinea pig - Research report. *Brain Research.* 793, 79-94.

Christensen, A.-L. & Caetano, C. (1999). Luria's Neuropsychological Evaluation in the Nordic Countries. *Neuropsychology Review, 9* (2), 71-78.

Christensen, A.-L. (1974). *Luria's Neuropsychological Investigation*, Munksgaard. Copenhagen, Denmark.

Christensen, A.-L. (1979). A practical application of the Luria methodology. *Journal of Clinical Neuropsychology, 1*, 241-247.

Colombo, M., Colombo, A. & Gross, C.G. (2002). Bartolomeo Panizza's Observations on the optic nerve (1855) - HISTORY OF NEUROSCIENCE. *Brain Research Bulletin, 58*(6), 529-539.

Congressional Record. (1989). Appendix f-decade of the brain - public law 101-58, 101st congress joint resolution (Vol. 135, pp. 228-229).

Congressional Record. (1992). Appendix A - Decade of the Brain. In *The Biology of Mental Disorders*. Washington, DC: U.S.: U.S. Congress, Office of Technology Assessment.

Correia, C., Gaspar, C., Pombo, P., Maia, L. & Silva, C.F.d. (2004). Neurophysiologic Basis of Language - A review parting from historical and clinical data (Bilingual English/Portuguese article revision). *Psiquiatria Clínica* 25(2).

Cotterill, R. (2001). Enchanted Looms: Conscious Networks in Brains and Computers. Book-Reviews. *Journal of the History of the Neurosciences*. 10( 2), 218-239.

Cowan W.M. & Kandel, E.R. (2001) Prospects for Neurology and Psychiatry. JAMA, 285(5): 594-600.

Cowan, W.M., Harter, D.H, & Kandel, E.R. (2000). The emergence of modern neuroscience: Some Implications for Neurology and Psychiatry. *Annual Review of Neuroscience, 23*, 343–391.

Cowan, W.M., Kopnisky, K.L. & Hyman, S.E. (2002). The Human Genome Project and its impact on Psychiatry. *Annual Review of Neurosciences*, (25), 1–50.

Craver, C.F. (2003). The Making of a Memory Mechanism. *Journal of the History of Biology,* (36) 153–195.

Crescenzo, L. (1988). *"História da Filosofia Grega - Os pré-socráticos",* Editorial Presença, Lisboa, pp. 15.

Cruz, J.F. (1996) (Ed.), *Manual de Psicologia do Desporto.* Braga: SHO - Sistemas Humanos e Organizacionais.

Dalgleish, T. (2004). The emotional brain. *Nature Reviews / Neurosciences, 5,* 582-589.

*Damasio,* A.R. (1979). The *frontal lobes.* In KM Heilman & E. Valenstein (Eds.). *Clinical Neuropsychology.* New York: Oxford University Press.

Damme, V. (2001). *Forensic Criminology and Psychophysiology : truth verification tools, with a special study of Truster Pro.* 1052110 crisa_v2_n1_a2 Van Damme Guy 2001.

Dance, F.E.X. (1967). Speech communication theory and Pavlov's second signal system. *Journal of Communication, 17*(1 Marzo), 13-24.

Darwin C. Abiographical sketch of an infant. Mind 2: 285 (See Dev. Med Child. Neurol., Supp, 24, 1944).

Das, J.P. (1999). A Neo-Lurian Approach to Assessment and Remediation. *Neuropsychology Review, 9* (2), 107-116.

David, A.S. & Halligan, P.W. (2000). Cognitive neuropsychiatry: Potential for progress. *The Journal of*

*Neuropsychiatry and Clinical Neurosciences, 12*(4 Fall), 506-510.

Davies W (1982) Violence in prison. In P. Feldman (Ed.), *Developments in the study of criminal Behavior*. London: Violence.

Dawkins, M.S. (1985). *Compreender o comportamento animal*. Fim de Século, Lisboa. biblio 2 (Dawkins 1994).

Dawson, M.E. (1999). Psychophysiology at the interface of clinical science, cognitive science, and neuroscience. *Psychophysiology. 27*, 243-255.

DeFelipe, J. (2002). Sesquicentenary of the birthday of Santiago Ramón y Cajal, the father of modern neuroscience. *TRENDS in Neurosciences, 25* (9 September), 481-484.

Delbeuck, X., Linden, M.V.d. & Collette, F. (2003). Alzheimer's Disease as a Disconnection Syndrome? *Neuropsychology Review, 13* (2, June), 79-92.

Dessus, P. (2003). Des outils cognitifs qui forment notre compréhension: une présentation de la théorie d'Egan. *Penser l'Éducatión*(13), 71-87.

Devinsky, O. & Laff, R. (2003). Callosal lesions and behavior: history and modern concepts - Review. *Epilepsy & Behavior, 4*, 607– 617.

Diderot, D. (1984). "*Salons*", Paris, Hermann, 1984.

Diez, I.I. (1999). La Neuropsicologia Clínica. *Boletín de la SEAS*, 11 Octubre, 14-19.

Donoso, A. (1992). Desarrollo histórico de la correlación Cerebro-Lenguaje. *Revista de Psicologia*, 111 (1), *19-24.*

Donoso, A. (1992). Desarrollo histórico de la correlación Cerebro-Lenguaje. *Revista de Psicologia*, 111 (1), *19-24.*

Dröscher, A. (1998). The history of the Golgi apparatus in neurons from its discovery in 1898 to electron microscopy - HISTORY OF NEUROSCIENCE. *Brain Research Bulletin, 47 (3),* 199–203.

Dröscher, A. (1999). From the "apparato reticolare interno" to "the Golgi": 100 years of Golgi apparatus research. *Virchows Archives*, 434, 103-107.

Dumit, J. (2003). Is It Me or My Brain? Depression and Neuroscientific Facts. *Journal of Medical Humanities,* 24(1/2, Summer), 35-47.

Duque-Parra, J.E. (2003). El órgano vestibular en la historia. *Revista de Neurología, 37*(10), 983-984.

Duque-Parra, J.E. (2004). Los nervios y los núcleos vestibulares en la historia. *Revista de Neurología, 38*(10), 984-988.

Durkheim, E. (1928). *"Le suicide. "História Universal Comparada"* (1987). Resomnia Editora., Mem Martins, Lisboa, pp. 787.

Eccles, J.C. (1948). Ann Review of Physiology. 10, 93.

Eccles, J.C. (1973) The *understanding of the brain* / John C. Eccles McGraw-Hill. New York, USA.

Eco, H. (1996). "O nome da rosa", Difel Editorial, Lda, Tipografia Guerra, Viseu, pp. 215.

Epstein, H. (1979). *Childrens of the Hollocaust*. New York: Putnam

Erol Basar'J.E., Basar-Eroglu, C., Karakas, S. & Schurmann' M. (1999). Oscillatory Brain Theory: A New Trend in Neuroscience - *The Role of Oscillatory Processes in Sensory and Cognitive Functions. IEEE Engineering in Medicine and Biology*. May/June, 56-66.

Espanca, F. (1996). *Sessenta Sonetos de Amor*, Selecção e organização de Nuno Júdice. Comtexto editora, Lda. Lisboa.

Estéves-González, A., García-Sánchez, C. & Junqué, C. (1996). Neuropsicología de la Zurdera: conocimientos actuales. *Revista de Neurología (Barcelona), 24(129),* 515-522.

Fatt, P. & Katz, B. (1951). An analysis of the end-plate potential recorded with na intra-cellular electrode. *Journal of Physiology*. 115, 320-370.

Fine, E.J. & Manteghi, T. (2000). Neurology was there: 1945. *Archives of Neurology, 57 July (7),* 1079-1080.

Finger, S. & Roe, D. (1999). Does Gustave Dax Deserve to Be Forgotten? The Temporal Lobe Theory and Other

Contributions of an Overlooked Figure in the History of Language and Cerebral Dominance. *Brain and Language, 69*, 16–30.

Finger, S. (1994). *Origins of Neuroscience. A History of Explorations into Brain Function.* New York: Oxford University Press.

Finger, S. (2001). *Origins of Neuroscience: A history of Explorations Into Brain Function* (2 ed.): Oxford University Press US.

Finger, S., Buckner, R.L. & Buckinghamd, H. (2003). Does the right hemisphere take over after damage to Broca's area? the Barlow case of 1877 and its history. *Brain and Language, 85,* 385–395.

Fins, J.J. (2004). Neuromodulation, free will and determinism: lessons from the psychosurgery debate. *Clinical Neuroscience Research, 4,* 113–118.

Fishbein DH, Tatcher RW (1982) *Nutritional and electrophysiological indices of maladaptative behavior.* Paper presented at the MIT Conference on Research Strategies for Assessing the Behavioral Effects and Nutrients. Cambridge, MA.

Fleischman, J. (2004). *Phineas Gage:* Houghton Mifflin Children´s Books.

Foehring, R.C. & Lorenzon, N.M. (1999). Neuromodulation, development and synaptic plasticity. *Canadian Journal of Experimental Psychology, 53*(1 March), 45-61.

Forest, F. & Syksou, M. (1994). Développement de concepts et programmation du sens Pensée et langage chez Vygotski. *Intellectica, 1*(18), 213-236.

Foster, D.J., Morris, R.G.M. & Dayan, P. (2000). A model of hippocampally dependent navigation, using the temporal difference learning rule. *Hippocampus.* 10, 1-16.

*Frantzen, E.A. & Myers, R.E. (1973)*: Neural control of social behaviour: Prefrontal and anterior temporal cortex. *Neuropsychologia.* 1 l: 141-157

*Freeman, W.J. (1997).* Self, Awareness of Self, and the Illusion of Control. *Behavioral and* Brain *Sciences.* 20 (1):112-113.

Freud, C.G. (1930). *A psicologia e a religião.* Edição Standard Brasileira.

Fuster, J.M. (1997). Network memory - Review. *Trends in Neuroscience, 20,* 451–459.

Gazzaniga, J. (1987). "*O cérebro Social*". Edições Instituto Piaget.

Geake, J. (2004). Cognitive neuroscience and education: two-way traffic or one-way street? THEMATIC REVIEW. *Westminster Studies in Education.* 27 (1, April), 87-98.

Gernsbacher, M.A. & Kaschak, M.P. (2003). Neurimaging studies of language production and comprehension. *Annual Review of Psychology, 54*, 91-114.

Glozman, J.M. (1999a). Quantitative and Qualitative Integration of Lurian Procedures. *Neuropsychology Review, 9*(1), 23-32.

Glozman, J.M. (1999b). Russian Neuropsychology After Luria. *Neuropsychology Review, 9*(1), 33-44.

Goldenberg, G. (2003). Apraxia and beyond: life and work of Hugo Liepmann - Historical Paper. *Cortex, 39*, 509-524.

Goldstein, L.H. & McNeil, J.E. (2004). General Introduction: What Is the Relevance of Neuropsychology for Clinical Psychology Practice? In Laura H. Golsdtein y. Jane E. McNeil. (Eds.), *Clinical Neuropsychology: A Practical Guide to Assessment and Management for Clinicians.*: John Wiley & Sons, Ltd.

Goleman, D.(1995). *Inteligência emocional*. Rio de Janeiro: Objetiva.

Gómez, H.M. (2001). La neurocirugía un triunfo de la humanidad. *Archivos de Neurociencias Mexicana, 6*(1), 44-49.

Gonçalves, M.M. (1995). *Auto-conhecimento e Acesso Introspectivo . Do Self reificado ao self narrativo*. Universidade do Minho, Instituto de Psicologia, Centro de Estudos em Educação e Psicologia. 1ª Edição, Braga, 171.

Gonçalves, O.F. (1994). *Terapias Cognitivas*. Afrontamento, Porto.

Goodrich, J.T. (2000). A millennium review of skull base surgery - ORIGINAL PAPER. *Child's Nervous System*, 16, 669–685.

Grafman J. (1994). *Age, Cognition & Emotion*. (Eds). Handbook of Neuropsychology, *2nd edn. Vol. 7 (1994). Elsevier, Amsterdam.*

Grafman, J. (1994) Alternative frameworks for the conceptualization of prefrontal lobe functions (Chapter 7), In F Boller & J Grafman (Eds) *Handbook of Neuropsychology*. Elsevier Science B.V; 187-201.

Gray, J.R. & Thompson, P.M. (2004). Neurobiology of intelligence: science and ethic - Reviews. *Nature Reviews / Neuroscience*, 5(June), 471-482.

Green, C.D. (2003) Where did the ventricular localization of mental faculties come from? *Journal of the History of the Behavioral Sciences* 39, 131-142.

Greengard, P. (2001). The Neurobiology of Slow Synaptic Transmission - Review: Neuroscience. *Science*, 294(2, November), 1024-1030.

Gross, C.G. (1999). 'Psychosurgery' in Renaissance art. *Trends in Neuroscience*, 22, 429–431.

Guazzini, A. (2004). Breve Storia della Diagnosi del Danno Cerebrale - prima parte. *Neuroscienze.net*, 1 (0), 11-17.

Gusmão, S., Silveira, R.L. & Filho, G.C. (2000). Broca e o nascimento da moderna neurocirurgia. *Arquivos de Neuropsiquiatría, 58*(3-B), 1149-1152.

Gusmão, S.S. (2002). História da Neurocirurgia no Rio de Janeiro. *Arquivos de Neuropsiquiatría, 60*(2-A), 333-337.

Harlow J.M. (1868) Recovery from the passage of an iron bar thorugh the head. *The Massachusetts Medical Society.* 329-347.

Harlow, J.M. (1868). *Recovery from the Passage of an Iron Bar through the Head. Publications of the Massachusetts Medical Society* 2: 327–347 (Republished in Macmillan 2000).

Harlow, John Martyn (1848). Passage of an iron rod through the head. *Boston Medical and Surgical Journal* 39: 389–393 (Republished in *Journal of Neuropsychiatry and Clinical Neuroscience* 11, 281–283; and in Macmillan 2000).

Hawkins, A.H. (1986). A.R. Luria and the art of clinical biography. *In Literature and Medicine.* The Johns Hopkins University Press, 1-15.

Hayek, F.A. (1952) *The Sensory Order*, University of Chicago Press.

Hebb, D.O. (1949). *Organization of behavior: a neuropsychological theory.* Wiley.

Hebb, D.O. (1955). Drives and the C.N.S. (Conceptual nervous system). *Psychological Review, 62*, 243-254.

Herrnstein, R.J. & Boring, E.G. (Orgs.) (1965) *Textos Básicos de História da Psicologia* (Traducción de Dante Moreira Leite, 1971), Editora Herder, São Paulo.

Hubbard, E.M. (2003). A discussion and review of Uttal (2001) The New Phrenology. *Cognitive Science Online* http://cogsci-online.ucsd.edu, 1, 22-33.

Hutsler, J. & Galuske, R.A.W. (2003). Hemispheric asymmetries in cerebral cortical networks - Review. *TRENDS in Neurosciences*, 26(8 August), 429-435.

Itzigsohn, J. (1934), Prólogo da Edição Argentina de "Pensamento e Linguagem" – Editorial Pleyade). Vygotsky, L. V. (1934). Pensamiento y Lenguaje. (Tradução para o Castellano do original em língua Russa por Maria Margarita Rotger). Editorial Pléyade, Buenos Aires, Argentina.

Ivic, I. (1994). LEV S. VYGOTSKY (1896–1934). *Prospects: the quarterly review of comparative education*, 14 (3/4), 471–485.

James, W. (1887). The Consciousness of Lost Limbs. *Proceedings of the American Society for Psychical Research*, 1(Classics in the History of Psychology, An internet resource developed by Christopher D. Green York University, Toronto, Ontario ISSN 1492-3713), 249-258.

James, W. (1892a). *The Stream of Consciousness.* Psychology, Chapter XI. (Vol. Classics in the History of Psychology, An internet resource developed by

Christopher D. Green - York University, Toronto, Ontario). Cleveland & New York, World.

James, W. (1892b). *Talks to Teachers*. Calicut, India: E-text Conversion by Nalanda Digital Library. Regional Engineering College.

James, W. (1904a). Does 'Consciousness' Exist? *Journal of Philosophy, Psychology, and Scientific Methods, 1*(Classics in the History of Psychology, An internet resource developed by Christopher D. Green - York University, Toronto, Ontario), 477-491.

James, W. (1904b). A World of Pure Experience. *Journal of Philosophy, Psychology, and Scientific Methods,, 1*(Classics in the History of Psychology, An internet educational resource developed by Christopher D. Green - York University, Toronto, Ontario), 533-543, 561-570.

James, W. (1907). The Energies of Men. *Science, 25*(635 [Classics in the History of Psychology, An internet educational resource developed by Christopher D. Green - York University, Toronto, Ontario ISSN 1492-3713]), 321-332.

Jeannerod, M. (2005). Georges Lantéri-Laura - De l'organologie de Gall à l'organicisme de Lantéri-Laura - From Gall's Organology to Lantéri-Laura's organicism. L'évolution psychiatrique 70 (2005) 261–269.

Jones, E.G. (1999). Making Brain Connections: Neuroanatomy and the Work of TPS Powell, 1923–1996. *Annual Review of Neuroscience*, (22), 49-103.

Kaczmarek, B.L.J. (1999) Extension of Luria's Psycholinguistic Studies in Poland. *Neuropsychology Review, 9(2)*, 79-87.

Kalus, P., Müller, T.J. & Strik, W.K. (2002). Ernst Grünthal, 1894–1972 - Images in Psychiatry. *American Journal of Psychiatry, 159,* (6, June), 926.

Kandel, E.R. & Schwartz, J.H. (1981). *Principles of Neural Science*. Elsevier Science Publisher Co., Inc.

Kandel, E.R. (2001). The Molecular Biology of Memory Storage: A Dialogue Between Genes and Synapses - REVIEW: NEUROSCIENCE. *Science, 2*(294 November), 1030-1038.

Kanter, A.S., Dumont, A.S., Asthagiri, A.R., Oskouian, R.J., Jane, J.A. & Laws Jr, E R. (2005). The transphenoidal approach - A historical perspective. *Neurosurgery Focus, 18*(4), 1-4.

Katz, B. & Miledi, R. (1970). Membrane Noise produce by Acetylcholine. *Nature.* 26 (6 June, 5249), 962-963.

Katz, B. & Miledi, R. (1972). The statistical nature of the acetylcholine potential and its molecular components. *Journal of Physiology.* 224, 665-669.

Kelley T (1997) *An integrated system approach to screening for brain dysfunction in delinquent offenders*. Master's Thesis. Tallahassee, FL: Florida State University.

Kerr, P.B., Caputy, A.J. & Horwitz, N.H. (2005). A history of cerebral localization. *Neurosurgery Focus, 18*(4), E1.

Kim, O.-J. (2001). Development of neurophysiology in the early twentieth century: Charles Scott Sherrington and The Integrative Action of the Nervous System. *Korean Journal of Medical History, 10*(June), 1-22.

Korkman, M. (1999). Applying Luria's Diagnostic Principles in the Neuropsychological Assessment of Children. *Neuropsychology Review, 9*(2), 89-105.

Krämer, H. & Daniels, C. (2004). Pioneers of movement disorders: Georges Gilles de la Tourette - Mini Review. *Journal of Neural Transmission, 111*, 691–701.

Kristensen, C. H., Martins de Almeida, R. M. & Gomes, W. B. (2001). História e Metodologia da Neuropsicologia Cognitiva - Desenvolvimento Histórico e Fundamentos Metodológicos da Neuropsicologia Cognitiva. *Psicologia: Reflexão e Crítica, 14(2),* 259-274.

Kuzovleva, E. (1999). Some Facts from the Biography of A. R. Luria. *Neuropsychology Review, 9*(1), 53-56.

Larner, A. & Leach, J.P. (2002). Phineas Gage and the beginnings of neuropsychology - Section History of Neurology & Neuroscience. *ACNR, 2*(3, July/August), 26.

Larriva-Sahd, J. (2002). Some contributions of Rafael Lorente de Nó to neuroscience: A reminiscence - HISTORY OF NEUROSCIENCE. *Brain Research Bulletin, 59*(1), 1-11.

Lashley, K.S. & McCarthy, D.A. (1926) The survival of the maze habit after cerebellar injuries. *Journal of Comp. Psychology, 6,* 423-433.

Lashley, K.S. (1923) The Behaviorist Interpretation of Consciousness. E-text Conversion by Nalanda Digital Library. Regional Engineering College, Calicut, India.

Lashley, K.S. (1930) *Basic Neural Mechanisms in Behavior.* E-text Conversion by Nalanda Digital Library. Regional Engineering College, Calicut, India.

Leff, A. (2003). Thomas Laycock and the romantic genesis of the cerebral reflex - History of Neuroscience. *ACNR,* 3(1, March/April), 26-27.

Lezack, M.D. (1995). *Neuropsychological Assessment.* 3rd edition. New York: Oxford University Press.

Linazaroso, G. (2003). ¿Células madre: solución a la problemática actual de los transplantes en la enfermedad de Prakinsson? Revisiones. *Neurología,* 18(2), 74-100.

Lins, R.C. (1994). Eliciting the meaning of algebra produced by students: knowledge, justification and semantic fields. In J.P. da Ponte y J.F. Matos (Eds.), Proceedings of the eighteenth annual meeting of the International Group for the Psychology of Mathematics Education (Vol. 3, pp. 184-191). Lisbon, Portugal: Departamento de Educação, Faculdade de Ciências da Universidade de Lisboa.

Lipp. M.E.N., Frare, A. & Santos, F.U. (2007). Psychological effects on the cardiovascular reactivity of stressful moments. *Estudos de Psicologia.* Campinas. 24(Abril-Junho, 2), 161-167.

Llinás, R.R. (2003). The contribution of Santiago Ramón y Cajal to functional neuroscience. *Nature Reviews / Neuroscience, 4,* 77-80.

Loeber R (1990) Development and risk factors of juvenile antisocial behaviour and delinquency. *Clinical Psychology Review* 10, 1-41.

Lorenz, K. (1983). O Homem Ameaçado. Publicações Dom quixote, Liboa.

Lüscher, C., Nicoll, R.A., Malenka, R.C. & Muller, D. (2000). Synaptic plasticity and dynamic modulation of the postsynaptic membrane - review. *Nature Neuroscience, 3 June*(6), 545-550.

Luria, A. R. (1928). Psychology in Russia. *Journal of Genetic Psychology,* 35, 347-355.

Luria, A. R. (1934). The Second Psychological Expedition to Central Asia. *Journal of Genetic Psychology,* 40, 241-242.

Luria, A. R. (1966). *Human Brain and Psychological Processes.* New York: Harper and Row.

Luria, A. R. (1973). *The Working Brain: an introduction to Neuropsychology*: Penguin Press.

Luria, A. R. (1973). *The Working Brain: an introduction to Neuropsychology*: Penguin Press.

Luria, A. R. (1976). *Desarrollo histórico de los procesos cognitivos*: Akal Ediciones.

Luria, A. R. (1976). The *neuropsychology of memory*. New York: Wiley.

Luria, A. R. (1980). *Higher Cognitive Functions in Man* (2nd ed.). New York: Plenum Press.

*Luria*, A. R.. (1973). *The Working Brain*. USA, Basic Books.

Luria, A.R. & Majovski, L.V. (1977). Basic approaches used in American and soviet clinical neuropsychology. *American Psychologist, 32*(11), 959-968.

Luria, A.R. (1932). Psychological Expedition to Central Asia. *Journal of Genetic Psychology*, 40, 255-259.

Luria, A.R. (1966). *Human Brain and Psychological Processes*. New York: Harper and Row.

Luria, A.R. (1968). *The Mind of a Mnemonist*. New York: Basic Books.

Luria, A.R. (1968). *The Mind of a Mnemonist*. New York: Basic Books.

Luria, A.R. (1973). *The Working Brain: an introduction to Neuropsychology*: Penguin Press.

Luria, A.R. (1975). Evoliutziónnoie vvedienie v psijologuiiu. Moscú. Traduzido para o Espanhol por Pedro Mateo

Merino (1987). *Introduccion evolucionista a la psicologia.* Breviarios de Conducta Humana. Ediciones Martinez Roca, S. A., Barcelona.

Luria, A.R. (1999 deceased). Outline for the Neuropsychological Examination of Patients with Local Brain Lesions. *Neuropsychology Review, 9(1),* 9-22.

Maia, L., Loureiro, J. M., Silva, C.F.d., Vaz Patto & Loureiro, M. (2003). *Avaliação e Reabilitação Neuropsicológica - Uma Abordagem neuropsicológica centrada na pessoa.* Paper presented at the I Simpósium em Saúde - 9 de Dezembro, Aula Magna do Instituto Politécnico de Viseu.

Mann, T. (1903). *Tonio Kruger.* Novella. Germany

Marcial, M.G. (2002). Santiago Ramón y Cajal en Internet. *Revista Española de Patología,* 35, (4), 499-502.

Marks V (1981) The regulation of blood glucose. In V. Marker & FC Rose (Eds.), *Hypoglycemia.* Oxford: Blackwell.

Marshal, L.H & Magoun, H.W. (1999). Discoveries in the Human Brain – Neuroscience Prehistory, Brain Stucture, and Function. *Brain, 122(4April),* 785-786.

Marshall, J.C. (2000). Consciousness: Or attempts to find the machine in the ghost - 5 Editorial: Studies of consciousness have brought greater understanding of the unconscious. *BMC News and Views.* 1 (5).

Martin, J.B. (2002). The Integration of Neurology, Psychiatry, and Neuroscience in the 21st Century - Reviews and

Overviews. *American Journal of Psychiatry, 159*(5, May), 695–704.

Martyn, C. (1998). Snapshots from the decade of the brain - Exciting, but not cause for triumphalism - Clinical review. *British Medical Journal.* 317, 1696-1708.

Masters R (1997) *Environmental pollution, neurotoxicity, and criminal violence.* In J. Rose (Ed.), Environmental toxicity. New York: Gordon and Breach; 1-61.

Mazzarello, P. (2002). Purkinje: more than just a name (Book Review). *TRENDS in Neurosciences, August* 25 (8), 432.

McKhann, G.M. (2003). Neurology: Then, now, and in the future - Editorials. *Archives of Neurology, September* 59(9), 1369-1373.

McNaughton, N. & Wickens, J. (2003). Hebb, pandemonium and catastrophic hypermnesia: the hippocampus as a suppressor of inappropriate associations. *Cortex,* 39, 1139-1163.

Meador , K.J. (1999). Beginnings of the modern era of epilepsy surgery. *Archives of Neurology, May* 56 (5), 629-630.

Mecacci, L. (1977). *Brain and History – The relationship between neurophysiology and psychology in Soviet research.* English Edition, 1979, Brunner / Mazel, Inc.

Miller, G.A. (2003). The cognitive revolution: a historical perspective - Review. *TRENDS in Cognitive Sciences, 7 March*(3), 141-144.

Miller, J. (1978). The Body in Question. New York: Random House.

Miller, J.T., Scott, Y. & Lee, M. (2005). History of infection control and its contributions to the development and success of brain tumor operations. *Neurosurgery Focus, 18 April*(4), E4.

Mogilner, A.Y., Benabid, A.-L. & Rezai, A.R. (2001). Brain stimulation: current applications and future prospects. *Thalamus & Related Systems, 1,* 255-267.

Moreira, M.A., Tilbery, C.P., LanaPeixoto, M.A., Mendes, M.F., KaimenMaciel, D.R. & Callegaro, D. (2002;). Aspectos históricos de la esclerosis múltiple - História y Humanidades. *Revista de Neurologia,* (34), 378-383.

Muñoz-Céspedes, J.M. & Paúl-Lapedriza. N. (2001). Alteraciones de la atención tras daño cerebral traumático: evaluación y rehabilitación. *Revista de Neurologia.* 32:351-364.

Naderi, S., Türe, U. & Pait, G. (2004). History of spinal cord localization. *Neurosurgical Focus, 16*(1), 1-6.

Needlemam H, Gunnoe C, Leviton A, Reed P, Peresie H, Maher C, Barret P (1979). Deficits in psychologic and classroom performance of children with elevated dentine lead levels. *New England Journal of Medicine.* 300: 689-695.

Needleman H, Gatsonis C (1990). Low-level exposure and the IQ of children. *Journal of the American Medical Association* 263: 673-768.

Needleman H, Schell A, Bellinger D, Leviton A, Alred E (1990). The long-term effects of exposure to low doses of lead in children. *New England Journal of Medicine.* 322: 83-88.

Nell, V. (1999). Luria in Uzbekistan: The Vicissitudes of Cross-Cultural Neuropsychology. *Neuropsychology Review,* 9 (1), 45-52.

Nicolelis, M.A.L., Fanselow, N.E.E. & Ghazanfar, A.A. (1997). Hebbs Dream: The Resurgence of Cell Assemblies. *Neuron.*19 (August),219-221.

Norko, M.A. & Baranoski, M.V. (2005). The State of Contemporary Risk Assessment Research - In Review. *Canadian Journal of Psychiatry,* 50, 18–26.

Obituary. (2004). Donald B. Lindsley, 95, Honorary Consulting Editor, Clinical Neurophysiology. *Clinical Neurophysiology, 115,* 1–3.

O'Driscoll, K. & Leach, J.P. (1998). "No longer Gage": an iron bar through the head Early observations of personality change after injury to the prefrontal cortex. *British Medical Journal, 317*(19-26 December), 1673-1674.

Oktar, N. (2004). Mind the Brain - Guest Editorial. *NeuroQuantology*, (2), 56-59.

Olser, W. (1913). *A Way of Life*. Constable, Ltd., London.

Orozco-Giménez, C., Verdejo-García, A., Sánchez Álvarez, J.C., Altuzarra Corral, A. & Pérez García, M. (2002). Neuropsicología clínica en la cirugía de la epilepsia del lóbulo temporal Revisión. *Revista de Neurologia*, 35(12), 1116-1135.

Panksepp, J. (2004). Affective Consciousness and the Origins of Human Mind: A Critical Role of Brain Research on Animal Emotions. *Impulses*. (3), 47-60.

Panksepp, J. (2005). Affective consciousness: Core emotional feelings in animals and humans. *Consciousness and Cognition, In press*.

Parent, A. (2004). Giovanni Aldini: From Animal Electricity to Human Brain Stimulation - Historical Neuroscience. *The Canadian Journal of Neurological Science*, 31(4), 576-584.

Pavlov, I.O. (1971). *Lições sobre o trabalho dos grandes hemisférios cerebrais – Primeira Lição*. In. I.P. Pavlov – Teoria – Reflexos condicionados, Inibição e outros Textos. Editorial Estampa, Lisboa. p. 57-92.

Pavlov, I.P. (1924). *Lectures of the Work of Cerebral Hemisphere, Lecture One*. In Experimental Psychology and other essays, 1957, Philosophical Library, NY.

Pavlov, I.P. (1928). *Lectures on conditioned Reflex*.

Peper, M. & Markowitsch, H.J. (2001). Pioneers of Affective Neuroscience and Early Concepts of the Emotional Brain. *Journal of the History of the Neurosciences, 10*(1), 58-66.

Perea M.V., Ladera, V. & Echeandía, C. (2001). *Neuropsicología – Libro de Trabajo.* Colección Psicología. Amarú Ediciones.

Peristiany, J.G. (1965). *"Honour and Shame - The Values of Mediterranean Society",* By George Weidenfeld & Nicholson, Ltd., London.

Peters, A., Rosenbluth, J., Pappas, G.D., Kruger, L. & Mugnaini, E. (2004). A Tribute to Sanford Louis Palay Part I. *Journal of Neurocytology, 31*(September/November), 8-9.

Petroukhin, A. (1998). Around the world - Child neurology in Russia: development of the traditions. *Brain & Development, 20,* 543–546.

Pevsner, J. (2002). Leonardo da Vinci's contributions to neuroscience. *Trends in Neurosciences,* 25(4):217-220.

Piccolino, M. & Bresadola, M. (2002). Drawing a spark from darkness: John Walsh and electric fish. *Trends in Neurosciences, 25* (1), 51-5.

Piccolino, M. (1998). Animal electricity and the birth of electrophysiology: The legacy of Luigi Galvani - history of neuroscience. *Brain Research Bulletin, 46*(5), 381-407.

Piccolino, M. (2000). Fifty years of the Hodgkin Huxley era. *TRENDS in Neurosciences, 25*(11 November), 552-553.

Preul, M.C. (2005). History of brain tumor surgery - Introduction. *Neurosurgery Focus, 18* (4, April), 1.

Quinlan, E.M., Olstein, D.H. & Bear, M.F. (1999). Bidirectional, experience-dependent regulation of N-methyl-D-aspartate receptor subunit composition in the rat visual cortex during postnatal development. *Proceedings of National Academy of Sciences,* 96(22), 12876–12880.

Randal, J.E. (1988). NMR: The Best Thing Since X-Rays? *Technology Review, 91*(1 January), 58-65.

Rappaport, R.A. (1956). *"Homem Cultura e Sociedade"*. São Paulo, Ed. Fundo de Cultura.

Rauch, S.L., Dougherty, D.D., Cosgrove, G.R., Cassem, E.H., Price, B.H., Greenberg, B.D. *et al.* (2004). What is the role of psychiatric neurosurgery in the 21st Century? *Revista Brasileira de Psiquiatría,* 26(1), 3-4.

Regamey, R.P. Pie. (1967). *O nudismo e a paz original,* conferência dactilografada.

Revuelta, J.L.G. (2004). Psiquis 25 Aniversário - Manifiesto por una nueva psiquiatría. *Psiquis,* 25 (1), 1-3.

Richard, S.E. (1995) The contribution of neuropsychology to psychiatry. *The American Journal of Psychiatry.* January, *152(1)* 6-22.

Roberts, A.C. & Glanzman, D.L. (2003). Learning in Aplysia: looking at synaptic plasticity from both sides - Opinion. *TRENDS in Neurosciences,* 26(12 December), 662-670.

Robertson, N.J. & Wyatt, J.S. (2004). The magnetic resonance revolution in brain imaging: impact on neonatal intensive care. *Archives of Disease Children & Fetal Neonatology*(89), 193-197.

Roe, D.L. (1999). The discovery of dopamine's physiological importance. *Brain Research Bulletin, 50*(5/6), 375–376.

Rogan, M.T. & Le Doux, J.E. (1996). Emotion: Systems, Cells, Synaptic Plasticity – Review. *Cell.* 85 (17 May), 469–475.

Rosado-Bergado, J.A. & Almaguer-Melian, W. (2000). Mecanismos celulares de la neuroplasticidad - Revisión. *Revista de Neurología, 31*(11), 1074-1095.

Rose, S. (2004). *The New Brain Sciences: Perils and Prospects,* ed. D. Rees and S. Rose. Published by Cambridge University Press. Cambridge University Press.

Rosenow, F. & Luders, H. (2001). Presurgical Evaluation of Epilepsy - Invited Review. *Brain,* (124), 1683-1700.

Rourke-Byron P., Hayman-Abello, B.A. & Hayman-Abello, S.E. (2003). Human neuropsychology in Canada: The 1990s (A review of research by Canadian neuropsychologists conducted over the past decade). *Canadian Psychology, 44*(2 May), 100-137.

Routtenberg, A. (1999). Tagging the Hebb synapse – Letters to the Editor. *Trends in Neurosciences,* 22 (6), 255-256.

Ruff, R.M. (2003). A friendly critique of neuropsychology: Facing the challenges of our future. *Archives of Clinical Neuropsychology, 18*, 847-864.

Rutter M, Giller H (1983). Juvenile deliquency: Trends and perspectives. New York: Penguin Books.

Sagvolden, T. (2005). Behavioral and Brain Functions. A new journal - Open Access Editorial. *Behavioral and Brain Functions, 1*(1), 1-2.

Sana, A. & Rengachary, S.S. (1998). The History of Calvarial Reconstruction - Chapter I. In Edward C. Benzel & Setti Rengachary (Eds.), *Calvarial and Dural Reconstruction*: Thieme.

Sánchez, A.P. (2002). Cajal y el cerebro plástico. *Revista Españuela de Patología*, 35, (4), 367-372.

Saraiva, R.S.N., "*Ecce homo sapiens: da condição humana vista por um etólogo*", artigo, Departamento de Psicologia da Universidade do Minho, Campus de Gualtar, P-4710, Braga.

Schoenthaler SJ (1982). The effect of sugar on the treatment and control of antisocial behavior: a double-blind study of an incarcerated juvenile population. *International Journal of Biosocial Research* 3, 1-9.

Schopenhaur (1955). "*Da necessidade da metafísica*", Editorial Inquérito limitada, trad., de Jorge Vilela, Lisboa.

Scott, A. (2000). How Smart is a Neuron? A Review of Christof Koch's 'Biophysics of Computation'. *Journal of Consciousness Studies, 7*(5), 70–75.

Seguí, J. (2003). Psicología y Neuropsicología: Pasado, Presente y Futuro. *Revista Argentina de Neuropsicología,* (1), 1-7.

Sejnowski, T.J. (1999). The Book of Hebb. *Neuron.* 24 (December), 773-776.

Sejnowski, T.J. (2003). The once and future Hebb synapse. *Canadian Psychology*, February 44 *(1)*, 17-20.

Serrat, V.I. (1994). *La psicología en la obra de santiago Ramón y Cajal.* Institución "Fernando el Católico". Zaragoza.

Shapiro, M. (2001). Plasticity, hippocampal place cells, and cognitive maps. *Archives of Neurology, 58*(6 June), 874-881.

Sherrington, C.S. (1906). The *Integrative Action of the Nervous System.* (NewHaven, CT: Yale University Press).

Siddle, D.A.T. (1991). *Psychophysiology.* 28, 245-250.

Smilek, D., Dixon, M.J., Cudahy, C. & Merikle, P.M. (2002). Synesthetic color experiences influence memory. *Psychological Science, 13*(6, November), 548-552.

Smith, C.U.M. (2001). Renatus Renatus: The Cartesian Tradition in British Neuroscience and the Neurophilosophy of John Carew Eccles. *Brain and Cognition, 46,* 364–372.

Smith, D.L. (1998). Listening in on the Cerebellum. *Engineering & Science*, (1), 8-17.

Snyder, P.J. & Harris, L.J. (1997). The Intracarotid Amobarbital Procedure: An Historical Perspective. *Brain and Cognition, 33,* 18-32.

Sokolov, E.N. (1963). *Perception and the Conditional Reflex.* Oxford: Pergamon Press.

Sotelo, C. (2003). Viewing the brain through the master hand of Ramón y Cajal. *Nature Reviews / Neuroscience, 4,* 71-77.

Soto, E, & Vega, R. (2003). Lóulos Frontales y Cognición. *Salud Mental.* 26 (6 - diciembre), 84-85.

Spurzheim, J.C. (1984). Johan Christhopher Spurzheim - In Memorium. *Histhory of Psyhology Newsllleter, XVI April*(2), 1-6.

Stahnisch, F.W. & Nitsch, R. (2002). Santiago Ramón y Cajal's concept of neuronal plasticity: the ambiguity lives on. TRENDS in Neurosciences, *November 25 (11),* 589-591.

Stengel, E. (1980). *"Suicídio e tentativa de suicídio",* Universidade Moderna 64, Pub. Dom Quixote, Lisboa, pp. 55.

Sternberg, J.R. (1987). Inteligencia Humana I. La naturaleza de la inteligencia y su medición. Cognición y Desarrollo Humano. Ed. Paidós, España.

Stetler, R. (1999). Capital Cases. Available in http//www.criminology.org

Stetsenko, A. (2003). Alexander Iuria and the cultural historical activity theory: Pieces for the history of an outstanding collaborative project in psychology (book review of "Alexander Romanovich Iuria, a scientific biography", by e. D. Homskaya, New York: Kluwer academic/plenum, 2001, 190 pp.). *Mind, Culture, and activity, 10*(1), 93-97.

Swanson, L.W. (2000). What is the brain? *Trends in Neurosciences TINS, 23*(11), 519-527.

Swayze, V.W. II. (1995). Frontal leucotomy and related psychosurgical procedures in the era before antipsychotics (1935-1954): A historical overview. *The American Journal of Psychiatry, April 152 (4)*, 505.515.

Tandon P.N. (2000). The decade of the brain : a brief review. *Neurology India, 48*, 199-207.

Tarlaci, S. (2003). Editorial, Is a New Physics Necessary? NeuroQuantology: closing the great divide. *NeuroQuantology*, (3), 292-294.

Teive, H.A.G. (1998). O Papel de Charcot na Doença de Parkinson. *Arquivos de Neuropsiquiatria, 56*(1), 141-145.

Teive, H.A.G.V., Zavala, J.A.A., Iwamoto, F.M., Sá, D., Carraro-Júnior, H. & Werneck, L.C. (2001). As contribuições de Charcot e de Marsden para o desenvolvimento dos distúrbios do movimento nos Séculos XIX e XX. *Arquivos de Neuropsiquiatria, 59*(3-A), 633-636.

Tupper, D.E. (1999) Introduction: Neuropsychological Assessment Après Luria. *Neuropsychology Review, 9*(2), 57-61.

Vigotski, L.S. (1929 Tradución brasillena de 2000). Psicologia concreta do homem - Lev S. Vigotski : Manuscrito de 1929. *Educação & Sociedade, ano XXI Julho*(71).

Vilensky, J.A. & Gilman, S. (2003). Using extirpations to understand the human motor cortex: Horsley, Foerster and Bucy. *Archives of Neurology, March 60* (3), 446-451.

von Euler, U.S. (1970). Adrenergic neurotransmitter functions. Nobel Lecture. 470-481.

Voorhees, J.R., Cohen-Gadol, A.A. & Spencer, D.D. (2005). Early evolution of neurological surgery: conquering increased intracranial pressure, infection, and blood loss. *Neurosurgical Focus, 18*(4), 1-5.

Wade, N.J. (2003). The Search for a Sixth Sense: The Cases for Vestibular, Muscle, and Temperature Senses. *Journal of the History of the Neurosciences, 12*(2), 175–202.

Wallace, W. (2003). The vibrating nerve impulse in Newton, Willis and Gassendi: First steps in a mechanical theory of communication. *Brain and Cognition, 51*, 66–94.

Walsh, A.A. (1976). Phrenology and the Boston Medical Community in the 1930s. *Bulletin of the History of Medicine, 50*, 261-273.

Weinberger, N.M. & Diamond, D.M. (1987). Physiological plasticity of single neurons in auditory cortex: Rapid induction by learning. *Prog. Neurobiololgy.* 29, 1-55.

Widom CS (1989) Does violence beget violence? A critical examination of the literature. *Psychological Bulletin.* 106, 3-28.

Wilkins, B.T. (1984). Psychosurgery, the Brain and Violent Behavior. *Journal of Value Inquiry, 18*, 319-331.

Williams, A.N., Alton, H.M. & Sunderland, R. (2003). A case of pituitary adenoma: Thomas Willis revisited - HISTORICAL VIGNETTE. *European Journal of Pediatric Neurology, 7*, 183–185.

Wilson, H.R. (1999). Simplified Dynamics of Human and Mammalian Neocortical Neurons. *Journal of Theoric Biology, (200)*, 375-388.

Witelson, S.F., Kigar, D.L. & Harvey, T. (1999). The exceptional brain of Albert Einstein. *The Lancet,* 353 (June 19), 2149–2153.

Young, T. (1802). Philos. Trans. R. Soc. Lond. 92, 1248.

www.ingramcontent.com/pod-product-compliance
Lightning Source LLC
Chambersburg PA
CBHW081723170526
45167CB00009B/3672